Memória

Memória

A CIÊNCIA DA LEMBRANÇA
E A ARTE DO ESQUECIMENTO

LISA GENOVA

Tradução de
Camila von Holdefer

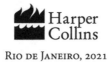

Copyright © 2021 por Lisa Genova. Todos os direitos reservados.
Copyright da tradução © 2021 por HarperCollins Brasil.
Título original: *Remember*

Todos os direitos desta publicação são reservados à Casa dos Livros Editora LTDA.

Nenhuma parte desta obra pode ser apropriada e estocada em sistema de banco de dados ou processo similar, em qualquer forma ou meio, seja eletrônico, de fotocópia, gravação etc., sem a permissão do detentor do copyright.

Diretora editorial: *Raquel Cozer*
Gerente editorial: *Alice Mello*
Editor: *Victor Almeida*
Assistência editorial: *Anna Clara Gonçalves e Camila Carneiro*
Copidesque: *Sofia Soter*
Revisão: *Anna Beatriz Seilhe e Paula Diniz*
Capa original: *Sarah Brody*
Adaptação de capa: *Julio Moreira/Equatorium*
Crédito da imagem de capa: *t_kimura/E+/Getty Images*
Diagramação: *Abreu's System*

CIP-Brasil. Catalogação na Publicação
Sindicato Nacional dos Editores de Livros, RJ

Genova, Lisa
　Memória: a ciência da lembrança e a arte do esquecimento / Lisa Genova; tradução de Camila von Holdefer. – Rio de Janeiro: HarperCollins Brasil, 2021.

　Título original: Remember
　ISBN 978-65-5511-211-5

　1. Desordens mentais 2. Memória 3. Memória (Psicologia) I. Título.

21-80495　　　　　　　　　　　　　　CDD-153.12

Cibele Maria Dias – Bibliotecária – CRB-8/9427

Os pontos de vista desta obra são de responsabilidade de seu autor, não refletindo necessariamente a posição da HarperCollins Brasil, da HarperCollins Publishers ou de sua equipe editorial.

HarperCollins Brasil é uma marca licenciada à Casa dos Livros Editora LTDA.
Todos os direitos reservados à Casa dos Livros Editora LTDA.
Rua da Quitanda, 86, sala 218 – Centro
Rio de Janeiro, RJ – CEP 20091-005
Tel.: (21) 3175-1030
www.harpercollins.com.br

Para Alena, Ethan, Stella e Peanut.

Sumário

Introdução   9

PARTE I
Como lembramos   17

1. O bê-a-bá da construção de lembranças   19
2. Preste atenção   27
3. Neste momento   35
4. Memória muscular   44
5. A Wikipédia do seu cérebro   52
6. O que aconteceu   62

PARTE II
Por que esquecemos   77

7. Suas lembranças (do que aconteceu) estão erradas   79
8. Na ponta da língua   92
9. Não se esqueça de lembrar   101
10. Isso também vai passar   111
11. Xapralá   118

12. Envelhecimento normal   125
13. Alzheimer   132

PARTE III
Melhorar ou prejudicar   141

14. Veja no contexto   143
15. Estressado   149
16. Vá dormir   157
17. Prevenção ao Alzheimer   164
18. O paradoxo da memória   170

Apêndice: O que fazer em relação a tudo isso   174
Sugestões de leitura   185
Agradecimentos   189

Introdução

Imagine uma moedinha. Como você já deve ter se deparado com uma moedinha centenas, milhares de vezes ao longo dos anos, não deveria ter nenhum problema em se lembrar da aparência de uma. Você registrou a imagem na memória.

Registrou mesmo? Qual imagem está retratada na cara da moeda? Para qual direção está voltada? Tem certeza? Onde está a data? O que está escrito? O que está retratado no lado da coroa? De cabeça, você conseguiria desenhar os dois lados de uma moeda e com precisão total? Como você consegue ao mesmo tempo se recordar de uma moedinha e, ainda assim, se lembrar tão pouco dela? Sua memória está ruim?

Não. Está fazendo exatamente o que deveria fazer.

Seu cérebro é incrível. Todos os dias ele executa uma infinidade de milagres — vê, ouve, prova, cheira e sente o toque. Também sente dor, prazer, temperatura, estresse e uma ampla gama de emoções. Ele planeja coisas e resolve problemas. Ele sabe onde você está no espaço, de modo que você não se choca contra as paredes ou cai quando desce do meio-fio para atravessar a rua. Ele compreende e produz linguagem. Ele é o mediador do seu desejo por chocolate e sexo, da sua habilidade de sentir empatia pela alegria e pelo sofrimento dos outros e de uma consciência da própria existência. E ele consegue lembrar. Dentre todos os milagres complexos e assombrosos que seu cérebro executa, a memória é o soberano.

Você precisa da memória para aprender qualquer coisa. Sem ela, a informação e as experiências não podem ser retidas. Pessoas iam ser sempre desconhecidas. Você não seria capaz de lembrar a frase anterior ao final desta. Você depende da memória para telefonar para a sua mãe mais tarde e tomar seu remédio para o coração antes de deitar. Você precisa da memória para se vestir, escovar os dentes, ler estas palavras, jogar tênis e dirigir seu carro. Você usa a memória desde a hora em que acorda até a hora de dormir. Mesmo dormindo, os processos da sua memória estão ocupados trabalhando.

Juntos, fatos e momentos significativos criam a narrativa da sua vida e da sua identidade. A memória lhe permite ter uma noção de quem você é e de quem foi. Se você já testemunhou alguma pessoa despojada de sua história pessoal por conta do Alzheimer, sabe como a memória é essencial para a experiência do ser humano.

Contudo, apesar da presença miraculosa, necessária e onipresente nas nossas vidas, a memória está longe de ser perfeita. Nossos cérebros não são projetados para lembrar os nomes das pessoas, para fazer algo mais tarde ou para catalogar tudo aquilo que encontramos. Essas imperfeições são simples configurações de fábrica. Até mesmo nas cabeças mais inteligentes, a memória é falível. Um homem famoso por memorizar mais de cem mil dígitos do pi também pode esquecer o aniversário da mulher ou por que entrou na sala de estar.

De fato, amanhã a maioria de nós vai esquecer boa parte daquilo que experimentou hoje. No fim das contas, isso significa que na realidade nós não lembramos a maior parte das nossas vidas. De quantos dias do último ano, em detalhes abundantes e específicos, você consegue se lembrar? A maior parte das pessoas recorda uma média de apenas oito a dez. Isso não é nem sequer três por cento do que você viveu no passado recente. Você lembra ainda menos de cinco anos atrás.

Além do mais, muito do que lembramos é incompleto e impreciso. Nossas lembranças do que aconteceu são particularmente vulneráveis a omissões e à edição involuntária. Você se lembra de onde estava, com quem estava e o que estava fazendo quando as Torres Gêmeas desabaram em 11 de setembro de 2001? Essas lembranças de eventos chocantes e emocionantes dão a impressão de ser recordadas com clareza mesmo anos depois. Mas, se você alguma vez já rememorou aquele dia, ou leu ou viu uma reportagem sobre ele, então eu apostaria cada centavo que sua lembrança extremamente detalhada e convicta está repleta de coisas que na verdade nunca vivenciou.

Precisão à parte, o que seu cérebro lembra?

> Seu primeiro beijo
> A solução de 6 × 6
> Como amarrar o cadarço
> O dia em que seu filho nasceu
> O dia em que sua avó morreu
> As cores do arco-íris
> Seu endereço
> Como andar de bicicleta

O que seu cérebro muito provavelmente esquece?

> Seu décimo beijo
> O que você comeu no jantar na última quarta-feira
> Onde você pôs seu celular
> O nome da sua professora do quinto ano
> O nome da mulher que você conheceu há cinco minutos
> Álgebra
> Tirar o lixo
> A senha do wi-fi

Por que nos lembramos do primeiro beijo, mas não do décimo? O que determina o que lembramos e o que esquecemos? A memória é bem econômica. De forma resumida, nosso cérebro evoluiu para lembrar o que é significativo. Ele esquece aquilo que não é. A verdade é que boa parte da nossa vida é habitual, rotineira e irrelevante. Tomamos banho, escovamos os dentes, bebemos café, percorremos o trajeto até o trabalho, fazemos nosso serviço, almoçamos, percorremos o trajeto até em casa, jantamos, assistimos à televisão, gastamos tempo demais nas redes sociais e vamos dormir. Dia após dia. Não conseguimos lembrar coisa alguma a respeito da montanha de roupa que lavamos na semana passada. E tudo bem. Na maior parte do tempo, esquecer não é de fato um problema a ser resolvido.

Provavelmente concordaríamos que esquecer o décimo beijo, a roupa lavada na semana passada, o que comemos quarta-feira no almoço e o que quer que esteja na cara de uma moedinha não é assim tão grave. Esses momentos e detalhes não são particularmente significativos. No entanto, nosso cérebro também esquece uma série de coisas com as quais nos importamos. Gostaria muitíssimo de me lembrar de devolver o livro da biblioteca atrasado da minha filha, por que fui até a cozinha e onde deixei meus óculos. Essas coisas importam para mim. Nesses casos, com frequência esquecemos não porque é eficiente para o nosso cérebro agir assim, mas porque não fornecemos ao nosso cérebro os tipos de estímulos necessários para auxiliar na criação e na recuperação da memória. Essas falhas corriqueiras são consequências normais da estrutura do nosso cérebro, mas raramente pensamos nelas dessa forma porque a maioria de nós não está familiarizada com o manual de instruções da memória. Lembraríamos mais e esqueceríamos menos se entendêssemos como o processo funciona.

A maior parte do que esquecemos não se deve a um sintoma de doença — o que tendemos a supor quando a memória falha. Ficamos preocupados, constrangidos ou apavorados toda vez que esquecemos algo que julgamos que deveríamos lembrar ou que teríamos lembrado quando éramos mais jovens. Agarramo-nos à suposição de que a memória irá enfraquecer com a idade, nos trair e em dado momento nos abandonar.

Tanto como neurocientista quanto como autora de *Para sempre Alice*, venho falando para plateias mundo afora a respeito do Alzheimer e da memória há mais de uma década. Depois de cada palestra, sem exceção, as pessoas esperam por mim no saguão ou me encurralam no banheiro para expressar suas inquietações particulares em relação à memória e ao esquecimento. Muitas têm um pai ou uma mãe, um avô ou uma avó, um marido ou uma esposa que sofreu ou sofre de demência. Elas testemunharam a devastação e o sofrimento causados pela perda severa da memória. Quando não conseguem se lembrar da senha da Netflix, ou do nome daquele filme protagonizado pela Tina Fey, se preocupam que essas falhas podem ser sinais precoces de que elas, também, estão sucumbindo à doença inevitável.

Nossos temores em torno do esquecimento não têm a ver somente com o pavor de envelhecer ou com o Alzheimer. Eles também têm a ver com a perda de *qualquer um* dos recursos da nossa memória. Uma vez que a memória é tão central para o nosso funcionamento e a nossa identidade, se você começa a ficar esquecido, se passa a esquecer palavras e a perder as chaves, os óculos e o celular, o temor é o seguinte: *posso vir a me perder*. E isso é, com razão, aterrorizante.

A maioria de nós enxerga o esquecimento como nosso adversário mortal, mas ele não é sempre um obstáculo a ser superado. Lembrar de forma eficaz com frequência requer esquecimento. E só porque a memória às vezes falha não significa que ela esteja danificada de algum modo. Embora seja frustrante, esquecer é uma parte normal de ser humano. Ao entender como a memória funciona, podemos encarar essas gafes inconvenientes com naturalidade. Também podemos aprender a evitar uma série de episódios de esquecimento ao eliminar ou contornar com habilidade equívocos comuns e suposições ruins.

Quando explico por que esquecemos coisas como nomes, onde estacionamos o carro e se já tomamos a vitamina hoje, quando descrevo como a memória é criada e recuperada e por que nós esquecemos — não por conta de uma patologia, mas por conta da maneira como o nosso cérebro evoluiu —, essas pessoas que me procuram suspiram de forma audível. Ficam aliviadas e agradecidas, transformadas pela informação. Elas partem sem receios, estabelecendo uma nova relação com a própria memória. São empoderadas.

Ao entender a memória e nos familiarizarmos com a maneira como ela funciona, com seus pontos fortes espetaculares e pontos fracos irritantes, com suas vulnerabilidades naturais e seus possíveis superpoderes, podemos ao mesmo tempo melhorar um bocado nossa habilidade de lembrar e nos sentir menos perturbados quando inevitavelmente esquecemos. Podemos definir expectativas adequadas para a nossa memória e estabelecer uma melhor relação com ela. Não temos mais de temê-la. E *isso* pode ser uma mudança de vida.

Embora a memória seja soberana, também é um pouquinho estúpida. Há uma razão pela qual você se lembra da letra das músicas dos Beatles e esquece a maior parte da própria vida, ou pela qual você se lembra do monólogo de Hamlet que aprendeu no ensino médio, mas esquece o que seu marido ou sua esposa lhe pediu para comprar no mercado cinco minutos atrás. Nós simultaneamente lembramos e esquecemos como uma moedinha é. Lembrar permeia e facilita tudo aquilo que fazemos. Assim como esquecer.

Neste livro, você vai aprender de que maneira as lembranças são construídas e de que maneira as recuperamos. Nem todas as lembranças são criadas da mesma forma. Há muitas variedades — lembranças do momento presente, de como fazer algo, das coisas que você conhece, daquilo que acabou de acontecer, daquilo que você pretende fazer mais tarde —, e cada lembrança é processada e organizada no seu cérebro de maneiras nitidamente diferentes. Algumas lembranças são feitas para existir por apenas alguns segundos (uma senha temporária), ao passo que outras podem durar a vida toda (o seu casamento). Algumas são mais fáceis de criar (sua lista de afazeres), outras são mais fáceis de recuperar (a aparência da sua filha), e outras ainda estão mais sujeitas a serem esquecidas (o trajeto da última quinta-feira). Você pode depender de que certos tipos de memória sejam muito precisos e confiáveis (como dirigir seu carro). Outros, bem menos (tudo o que se passou).

Você vai descobrir que a atenção é essencial para construir uma lembrança de qualquer coisa. Se não presta atenção ao estacionar o carro na garagem do shopping, vai penar para encontrá-lo depois, mas não porque esqueceu onde estacionou. Você não esqueceu nada. Sem focar sua atenção, você nunca formou uma memória de onde estacionou para início de conversa.

Você vai descobrir se as memórias esquecidas estão temporariamente inacessíveis, só esperando para serem desbloqueadas com a deixa certa (você não consegue lembrar uma só palavra de "Bohemian Rhapsody" até alguém cantar os primeiros versos, e aí consegue berrar a música inteira a plenos pulmões), ou se elas estão perdidas para sempre (você não lembra nada da Guerra do Peloponeso, não importa quantos detalhes sejam compartilhados). Você vai passar a compreender a diferença bastante evidente entre o esquecimento normal (você não consegue lembrar onde estacionou seu jipe) e o esquecimento devido ao Alzheimer (você não lembra que tem um jipe). Você vai ver como a memória é profundamente impactada pelo significado, pela emoção, pelo sono, pelo estresse e pelo contexto. E, por conta disso, há muitas coisas que você pode fazer para influenciar aquilo que seu cérebro recorda e aquilo que esquece.

A memória é a soma daquilo que lembramos e daquilo que esquecemos, e há uma arte e uma ciência para as duas coisas. Amanhã você irá esquecer o que vivencia e aprende agora, ou irá lembrar esses detalhes e lições por décadas? Seja como for, sua memória é milagrosamente poderosa, altamente falível e está fazendo o trabalho dela.

PARTE I

Como lembramos

1
O bê-a-bá da construção de lembranças

Quando Akira Haraguchi, um engenheiro aposentado do Japão, tinha 69 anos — uma idade que a maioria de nós associa a benefícios para idosos e uma memória não exatamente ideal —, ele memorizou o pi, um número infinito e discrepante sem nenhum padrão, até 111.700 dígitos. Trata-se do número 3,14159... estendido por mais 111.695 casas decimais. De cabeça! Concordo que isso parece incrível. Sim, você está pensando que Haraguchi deve ter sido uma criança prodígio. Ou talvez ele seja um gênio da matemática. Ele não é nada disso: é um cara normal com um cérebro saudável que está envelhecendo, o que significa algo talvez ainda mais incrível: o *seu* cérebro também é capaz de memorizar 111.700 dígitos do pi.

Podemos aprender e lembrar qualquer coisa — o som único da voz dos nossos filhos, o rosto de um novo amigo, onde estacionamos o carro, aquela vez em que andamos até o mercado por conta própria para comprar creme de leite quando tinha quatro anos de idade, a letra da última música da Taylor Swift. O adulto médio memorizou o som, a escrita e o significado de vinte mil a cem mil palavras. Enxadristas competitivos memorizaram por volta de cem mil jogadas possíveis. Pianistas profissionais que conseguem tocar o terceiro concerto de Rachmaninoff se empenharam na coordenação de quase trinta mil notas na memória. E esse mesmo pessoal tampouco precisa da partitura para tocar Bach, Chopin ou Schumann.

Nossa memória consegue reter informações que são profundamente significativas ou sem sentido, simples ou complexas, e sua capacidade parece ser ilimitada. Podemos pedir a ela para lembrar qualquer coisa. E, sob as condições certas, ela vai lembrar.

Como a memória consegue fazer tudo isso? Neurologicamente, o que é a memória, afinal? Como uma lembrança é construída? Onde as lembranças são armazenadas? E como nós as recuperamos?

Construir uma lembrança literalmente muda o seu cérebro. Cada lembrança que você tem é o resultado de uma alteração física duradoura em seu cérebro em resposta ao que experimentou. Você passou do não saber alguma coisa para saber alguma coisa, de nunca antes ter experimentado o hoje para ter vivido outro dia. Para ser capaz de lembrar amanhã o que aconteceu hoje, seu cérebro tem que mudar.

Como ele muda? Primeiro os elementos sensoriais, emocionais e factuais do que você vive são percebidos através dos portais dos sentidos. Você vê, ouve, cheira, sente o gosto e o tato.

Digamos que seja o primeiro anoitecer do verão, e você está em sua praia favorita com seus melhores amigos e as famílias deles. Você vê, entre outras coisas, seus filhos jogando futebol na praia e um pôr do sol espetacular no céu. Você ouve "Born This Way", uma das músicas mais tocadas da Lady Gaga, saindo de um alto-falante portátil. Sua filha corre até você, chorando e apontando para o tornozelo, que está vermelho. Uma água-viva acabou de queimá-la. Por sorte, sua amiga tem uma pomada para queimaduras. Você esfrega a pomada na queimadura, aliviando a dor da sua filha quase instantaneamente. Você sente o cheiro da brisa do mar e da fumaça da fogueira. Você saboreia o vinho branco seco e gelado, as ostras salgadas e frescas e os marshmallows pegajosos e doces. Você está contente.

A visão dos seus filhos jogando futebol não tem nada a ver com a Lady Gaga ou com a água-viva ou com o sabor das ostras, a menos que essas experiências fugazes e distintas passem a estar conectadas. Para se tornar uma lembrança que você mais tarde consegue recordar — *Lembra aquela primeira noite do verão, quando você comeu ostras e marshmallows e ouviu Lady Gaga enquanto as crianças jogavam futebol na praia e a pequena Susie Q foi queimada por uma água-viva?* —, toda aquela atividade neural antes sem relação entre si se torna um padrão interligado de atividade neural. Esse padrão então perdura através das mudanças estruturais criadas entre os neurônios. A mudança duradoura na arquitetura neuronal e a conectividade mais tarde podem ser revividas, ou recordadas, por meio da ativação desse circuito neural agora interligado. Isso é a memória.

A construção de uma lembrança ocorre em quatro etapas básicas:

Codificação. Seu cérebro capta os vislumbres, os sons, a informação, a emoção e o significado daquilo que você percebeu e a que prestou atenção e traduz tudo isso em linguagem neurológica.

Consolidação. Seu cérebro une o agrupamento de atividade neural antes sem relação num padrão singular de conexões associadas.

Armazenamento. Esse padrão de atividade é mantido ao longo do tempo por meio de transformações químicas e estruturais nesses neurônios.

Recuperação. Agora você pode, através da ativação dessas conexões associadas, revisitar, recordar, saber e reconhecer o que aprendeu e vivenciou.

Todas as quatro etapas têm que funcionar para você construir uma lembrança duradoura que pode ser recuperada de forma consciente. Você tem que colocar a informação no cérebro. Tem que entrelaçar a informação. Tem que armazenar essa informação entrelaçada através de mudanças estáveis no cérebro. E aí precisa buscar a informação entrelaçada quando quiser ter acesso a ela.

Como uma constelação de atividade neural antes sem relação se une numa rede neural conectada que vivenciamos como uma lembrança singular? Não temos muita certeza de como isso acontece, mas sabemos muita coisa a respeito de *onde* acontece. As informações contidas em uma experiência — as percepções sensoriais, a linguagem, quem, como, onde, quando e por quê — são interligadas por uma parte do cérebro chamada de hipocampo.

O hipocampo, uma estrutura em forma de cavalo-marinho bem lá no centro do cérebro, é essencial para a consolidação da memória. O que isso significa? O hipocampo interliga as lembranças. É o tecelão da memória. *O que aconteceu? Onde e quando aconteceu? O que significa? Como me senti?* O hipocampo reúne todas essas peças soltas de informação vindas de partes distintas do cérebro, unindo-as em uma unidade recuperável de dados associados, uma rede neural que, quando estimulada, é vivenciada como uma lembrança.

Então o hipocampo é necessário para a formação de quaisquer novas lembranças que você pode recuperar de forma consciente mais tarde. Se o hipocampo sofre algum dano, sua habilidade de criar novas lembranças será comprometida. A doença de Alzheimer começa o massacre no hipocampo. Como resultado, os primeiros sintomas da doença normalmente são o esquecimento do que aconteceu mais cedo no mesmo dia ou o que alguém disse alguns minutos antes e a repetição várias vezes da mesma história ou pergunta. Com um hipocampo comprometido, as pessoas com Alzheimer têm dificuldade de criar novas lembranças.

Além disso, a consolidação mediada pelo hipocampo é um processo que depende do tempo e que pode ser interrompido. A criação de uma lembrança que pode ser recuperada no dia ou na semana seguinte ou daqui a vinte anos necessita de uma série de eventos moleculares que demoram. Durante esse tempo, se algo interfere no processamento de uma nova lembrança no hipocampo, a lembrança pode ser avariada e eventualmente perdida.

Digamos que você seja um boxeador ou um jogador de futebol e sofre uma pancada na cabeça. Se eu fosse entrevistá-lo logo depois do golpe, você seria capaz de me falar do soco, da disputa, dos detalhes do que estava acontecendo. Mas, se eu o questionasse no dia seguinte, você poderia não ter nenhuma lembrança do que aconteceu. A informação que estava no processo de ser interligada pelo seu hipocampo para formar uma lembrança nova e duradoura foi desfeita. Na verdade, nunca foi inteiramente consolidada. A pancada na sua cabeça causou amnésia. Aquelas lembranças se foram.

Danos ao hipocampo provavelmente explicam por que Trevor Rees-Jones, guarda-costas da princesa Diana e sobrevivente da batida de carro que matou a ela e a Dodi Al-Fayed tantos anos atrás, ainda não consegue se lembrar de nenhum detalhe do que aconteceu antes do acidente. Ele sofreu uma lesão terrível na cabeça, que demandou várias cirurgias e por volta de 150 peças de titânio para reconstruir a face. Uma vez que vários elementos de sua experiência anterior à batida não haviam sido totalmente interligados pelo hipocampo quando o cérebro foi lesionado, eles nunca foram armazenados. Aquelas memórias do que aconteceu nunca foram construídas.

E o que acontece se você não tiver um hipocampo? Henry Molaison, ou HM, como é chamado nos milhares de artigos que citam o caso dele há mais de meio século, é o estudo de caso mais famoso na história da neurociência. Quando Henry era criança, ele caiu da bicicleta, fraturando o crânio. Ninguém tem certeza se foi por conta dessa lesão cerebral ou de um histórico familiar de epilepsia, mas dos dez anos em diante ele teve convulsões debilitantes com frequência. Dezessete anos depois, com as convulsões ainda implacáveis e indiferentes ao tratamento com remédios, ele estava desesperado e disposto a tentar qualquer coisa para obter algum alívio. Então, em 1º de setembro de 1953, aos 27 anos, Henry concordou em passar por uma cirurgia experimental no cérebro.

No ano de 1953, lobotomias e psicocirurgias ainda eram comuns, procedimentos que envolviam a remoção ou separação indelicada de regiões do cérebro a fim de tratar doenças como o transtorno bipolar, a esquizofrenia e distúrbios cerebrais como a epilepsia. Hoje em dia esses tipos de intervenção cirúrgica são considerados grotescos, bárbaros e ineficazes, mas naquela época eram realizados com regularidade por neurocirurgiões respeitados. Com o objetivo de eliminar as convulsões de Henry, um neurocirurgião chamado William Scoville removeu o hipocampo e o tecido cerebral circundante dos dois lados do cérebro de Henry.

Eis as boas notícias. As convulsões de Henry cessaram quase completamente. E sua personalidade, inteligência, linguagem, função motora e habilidade perceptiva não foram prejudicas pelo procedimento. Então a cirurgia foi, nesse sentido, um sucesso. No entanto, ele trocou um mal pelo outro. As más notícias eram catastróficas. Pelos 55 anos seguintes, até a morte dele, aos 82, Henry não poderia mais se lembrar de qualquer nova informação ou experiência de modo consciente por mais do que uns poucos momentos. Ele nunca mais construiu uma lembrança duradoura e retida de forma consciente.

Ele lia as mesmas revistas e assistia aos mesmos filmes várias e várias vezes, como se nunca os tivesse visto antes. Ele cumprimentava o médico e os psicólogos que o estudavam como se os estivesse encontrando pela primeira vez todos os dias. Uma psicóloga canadense chamada

Brenda Milner o estudou por mais de cinquenta anos e em todo esse tempo ele nunca a reconheceu. Ele não conseguia aprender nenhuma palavra nova. O vocabulário introduzido em nosso léxico depois de 1953 — *granola*, *Jacuzzi*, *laptop* e *emoji*, por exemplo — permaneceu estranho para ele. Ele conseguia se lembrar de um número por alguns minutos se o repetisse para si mesmo várias vezes, mas, assim que parava de recitá-lo, o número desaparecia por completo. Além do mais, ele não ia ter nenhuma lembrança de lhe pedirem para recordar qualquer número. Ele nunca mais conseguiria reter, minutos depois, qualquer coisa que tenha acontecido.

Então toda informação nova que você capte e com a qual se ocupe a partir de hoje, e que ache interessante, especial, surpreendente, útil, significativa, ou, bem, memorável, será processada pelo hipocampo para ser consolidada na memória. O hipocampo continua a ativar constantemente as partes do cérebro envolvidas naquilo-que-deve-ser-lembrado até essas partes do cérebro se tornam um padrão de atividade estável e interligada, essencialmente conectada.

Embora você precise de um hipocampo para formar novas lembranças, elas, uma vez criadas, não permanecem nele. Então onde ficam armazenadas? Não há um lugar específico. Elas são distribuídas por todas as partes do cérebro que registraram a experiência inicial. Diferentemente da percepção e do movimento, que residem em endereços específicos no nosso cérebro, não temos neurônios especializados no armazenamento da memória ou um córtex para a memória. Visão, audição, olfato, tato e movimento podem ser mapeados em regiões geográficas distintas no cérebro. Na parte de trás do cérebro, temos o córtex visual, onde os neurônios processam aquilo que vemos. Temos um córtex auditivo, onde ouvimos, e um córtex olfativo, onde percebemos o cheiro. Dor, temperatura e tato são abrigados no córtex somatossensorial, na parte de cima da cabeça. Uma balançada do dedão do pé pode ser mapeada até a ativação de um conjunto específico de neurônios no córtex motor.

Com a memória é diferente. Quando recordamos alguma coisa, não a estamos extraindo de um "banco de lembranças". Não existe um banco de lembranças. Memórias duradouras não residem em uma zona específica do cérebro.

A memória é armazenada por todo o cérebro no padrão de atividade neural que foi estimulado quando o evento ou a informação foi experimentado(a) pela primeira vez. Sua lembrança do jantar da noite passada requer a ativação da mesma constelação de diferentes neurônios que perceberam, prestaram atenção e processaram sua experiência inicial da refeição. Agora, quando alguma porção da lembrança do jantar da noite passada é ativada — alguém pergunta se você já comeu na Trattoria Il Panino no bairro de North End em Boston —, a pergunta dispara a ativação da rede interligada e você se recorda de muita coisa, talvez até mesmo de tudo, daquela vez em que comeu lá. "O clima estava agradável, então minha amiga Tiff e eu fomos a pé. Tivemos uma aula de conversação em italiano durante o jantar com o John. Comi risoto de cogumelos. *Delizioso!*"

Lembranças existem fisicamente na sua cabeça através de uma rede neural de associações. Minha vovó morreu de Alzheimer em 2002. Quando me lembro dela, meu cérebro ativa qual era a aparência dela no meu córtex visual, o som de sua risada no meu córtex auditivo, o cheiro de pimentão verde refogado com cebola que ela preparava quase todos os dias para o almoço no meu córtex olfativo, o tapete vermelho da sala de estar, as batidas no sótão, a lata de *pizzelles* na mesa da cozinha, e assim por diante.

Sempre que lembramos alguma coisa, estamos reativando os vários elementos de informação que vivenciamos, entrelaçados em uma unidade singular. Estudos com imagens de ressonâncias magnéticas funcionais do cérebro captaram o ato de recuperar uma lembrança. Quando uma pessoa é solicitada a se lembrar de algo enquanto está na máquina de ressonância magnética, podemos literalmente ver essa pessoa "vasculhando o cérebro" em busca da informação a ser recordada. No início, a atividade cerebral passeia a esmo, iluminando todos os lugares. Mas, quando o padrão de atividade no cérebro corresponde ao padrão de atividade que surgiu quando a pessoa assimilou a informação, ele se estabiliza ali. E é então, curiosamente, que a pessoa dirá: "Lembrei!"

Do mesmo jeito, o padrão de ativação visto em uma tomografia enquanto alguém está se lembrando de uma fotografia em especial é quase idêntico ao padrão de ativação criado quando essa pessoa está fisicamente olhando para aquela fotografia. Imagine o Mickey Mouse. Imaginou? Você "olhou" dentro do seu cérebro, e agora consegue "ver" o Mickey Mouse. As partes do cérebro que estão ativadas incluem os mesmos neurônios no córtex visual que seriam ativados se você estivesse de fato olhando para uma foto do Mickey Mouse. Quando está pensando em uma imagem da memória, seu cérebro é ativado como se a imagem estivesse bem na sua frente. A fim de recordar o que você vivenciou ou aprendeu, seu cérebro em primeiro lugar reativa os elementos do que percebeu e a que prestou atenção.

Além disso, ativar a lembrança da imagem do Mickey no seu córtex visual pode levar você a recordar também outros aspectos do Mickey, como o som da voz dele. Então lembrar-se do Mickey Mouse pode incluir a imagem *e* o som dele. A ativação de neurônios no córtex visual (a aparência do Mickey) pode disparar a ativação de neurônios interligados que estão distribuídos por todo o cérebro, o que nesse exemplo inclui neurônios localizados no córtex auditivo (o som que o Mickey faz). Você pode vê-lo e ouvi-lo.

Entretanto, recuperar uma lembrança não é o mesmo que selecionar um item no menu de um DVD ou num canal do YouTube e apertar PLAY. Não lemos nossas lembranças como um livro ou as passamos como um filme. A memória visual não é como olhar sua biblioteca de fotos do celular, uma coleção de fotos que podem ser aumentadas e diminuídas. Você não está vendo um retrato. Recordar é uma caça ao tesouro associativa, um trabalho de reconstrução que envolve a ativação de várias partes do cérebro distintas, mas conectadas. Recordamos lembranças; não as reproduzimos. A recuperação de uma lembrança ocorre quando parte da memória é estimulada, disparando a ativação do circuito interligado da memória.

Se criar e ativar as pistas certas para a recuperação, você pode se lembrar daquela primeira noite de verão na praia quando comeu ostras e marshmallows e Susie Q foi queimada por uma água-viva... ou até mesmo 111.700 dígitos do pi.

2
Preste atenção

Não muito tempo atrás, quando eu tinha uns quarenta anos, dirigi até a Kendall Square em Cambridge, Massachusetts, vindo de Cape Cod, e estacionei o carro em uma garagem. Olhei o relógio e me dei conta de que tinha que me apressar. Tinha uma palestra programada a alguns quarteirões de distância dentro de poucos minutos e esperava chegar mais cedo. Normalmente tiro uma foto do número do andar ou da letra do setor como um registro da localização do meu carro quando estaciono em uma garagem. No entanto, com medo de chegar atrasada, saí correndo dali o mais rápido que podia, de salto alto, sem bater uma foto da minha vaga e, pior, sem registrar de forma consciente onde eu havia estacionado.

Cheguei na hora, dei minha palestra de 45 minutos, respondi perguntas e autografei livros. O negócio todo provavelmente levou uma hora e meia.

Quando voltei à garagem, andei até onde achei que tinha estacionado, mas o carro não estava ali. Corri rampa acima e rampa abaixo, ficando cada vez mais frustrada e desesperada enquanto o carro continuava desaparecido. Caminhei de um andar para o outro, os pés doloridos, certa de que tinha estacionado no quarto andar, mas talvez fosse no terceiro ou no quinto. E estacionei no setor A, B ou C? Não fazia ideia. Não conseguia lembrar. Meu carro não estava em lugar algum. Tinha sumido.

Sabia que estava na garagem certa, mas era toda a convicção que tinha. Apertava sem parar o botão do controle do carro, tentando não entrar em pânico, rezando para ouvir um bipe ou ver um piscar de luzes em resposta. Nada. Estava prestes a fazer um boletim de ocorrência por roubo quando me deparei com ele exatamente onde o deixei, no 4B.

Aliviada, envergonhada e suando, queria, por reflexo, culpar minha memória por toda a experiência enlouquecedora, mas a neurocientista em mim não era tão ingênua. Não foi porque tinha uma memória horrível, amnésia, demência ou Alzheimer que não consegui achar meu carro. A perda temporária do meu carro não tinha nada a ver com a minha memória.

Não conseguia encontrar meu carro porque, em primeiro lugar, nunca prestei atenção onde tinha estacionado.

Se quisermos nos lembrar de algo, precisamos acima de tudo observar o que está acontecendo. A observação depende de duas coisas: percepção (ver, ouvir, cheirar, sentir) e atenção. Digamos que você esteja em pé diante da árvore de Natal reluzente e gigantesca no Rockefeller Center em Nova York. Você absorve a informação visual — o formato, o tamanho, as cores das luzinhas — através de receptores chamados de bastonetes e cones nas retinas dos olhos. Essa informação é convertida em sinais que viajam pelo córtex visual na parte de trás do cérebro, onde a imagem é processada e de fato vista. Ela então pode ser processada mais tarde em outras regiões do cérebro para fins de reconhecimento, significado, comparação, emoção e opinião. Mas, a menos que você acrescente sua atenção à visão dessa árvore de Natal, os neurônios ativados não serão interligados, e uma lembrança não será formada. Você nem sequer se recordará de tê-la visto.

Sua memória não é uma filmadora, gravando um fluxo constante de cada imagem e som a que você é exposto. Você só pode captar e reter aquilo a que presta atenção. Uma vez que não pode prestar atenção a tudo, você será capaz de lembrar alguns detalhes do que está acontecendo bem na sua frente, mas não outros. Lembre-se daquele primeiro entardecer de verão na praia. Você se lembra dos marshmallows, da música da Lady Gaga e de que a Suzie Q foi queimada por uma água-viva. Mas com certeza havia mais para ver, ouvir, provar e sentir. Outro pai ou mãe presente naquela noite pode se lembrar de cachorros-quentes, cerveja, mosquitos e de avistar uma foca. Você não se lembra de nada disso. Suas lembranças do mesmo entardecer são bem diferentes por conta daquilo a que você prestou ou não atenção.

Pense na enorme quantidade de informações a que seus sentidos são expostos num dia qualquer. Se você ficar acordado por dezesseis horas hoje, seus sentidos vão trabalhar por 57.600 segundos, sem intervalo. É um bocado de informação. Mas você simplesmente não pode e não irá se lembrar de grande parte do que estava disponível para seus olhos, ouvidos, nariz e cérebro ao longo do dia.

Eis um exemplo que pode soar conhecido. Com frequência dirijo do Aeroporto Internacional Logan para minha casa em Cape Cod. Depois de mais ou menos uma hora de viagem, a cerca quarenta minutos de casa, cruzo a ponte Sagamore, um arco de aço de 429 metros de altura e quatro pistas que se estende pelo canal de Cape Cod. É uma estrutura formidável e memorável. Em algum momento do trajeto, vou me perguntar, repentina e invariavelmente: "Espera, já passei pela ponte?" E então vou reparar que estou na saída 5 na Route 6, o que significa que cruzei o canal há mais ou menos dez minutos. Estou em Cape Cod e não tenho nenhuma memória de ter dirigido por aquela ponte enorme.

Mas meus olhos a enxergaram. A informação visual foi percebida pelos meus olhos, e a imagem da ponte abriu caminho pelo córtex visual do meu cérebro. Meu cérebro viu a ponte. E não é como se neste momento eu estivesse pedindo para o meu cérebro lembrar de algum detalhe obscuro que vivenciei na infância. Dirigi pela ponte há apenas dez minutos!

Mas não consigo lembrar, porque a memória nunca foi criada. Para os meus sentidos, perceber a informação não é o suficiente. Meu hipocampo não consegue consolidar nenhuma informação sensorial numa lembrança duradoura sem o *input* neural da atenção. Então, uma vez que eu não estava prestando atenção à ponte, a experiência de dirigir por ela escapuliu do meu cérebro em segundos, desaparecendo sem deixar vestígio.

A razão principal para esquecer o nome de uma pessoa, o que você acabou de dizer ou onde colocou seu celular e se já atravessou uma ponte enorme é a falta de atenção. Mais tarde, você não consegue se lembrar do que está bem na sua frente se não prestar atenção àquilo. Por exemplo, se não reparar onde pôs seus óculos, você não consegue formar uma memória de onde estão. Mais tarde, quando se sente frustrado, incapaz de encontrá-los, você não está vivenciando uma falha real da memória. Você não esqueceu nada, porque a memória nunca foi formada. Seus óculos estão desaparecidos por conta de uma falta de atenção (os meus quase sempre estão na minha cabeça!).

Então, se quisermos nos lembrar de algo, primeiro devemos prestar atenção a esse algo. Infelizmente, não é tão simples. Mesmo se não vivêssemos em uma época em que é extremamente fácil se distrair, prestar atenção não é, para o nosso cérebro, simples. Ao dirigir pela ponte Sagamore, por exemplo, posso ter me distraído por uma conversa ou por algum devaneio encantador, e minha atenção, desviada. É ainda mais provável que não tenha registrado a passagem pela ponte porque esse detalhe não era particularmente importante para mim. Era uma experiência rotineira. Dirigi por essa ponte centenas de vezes. O mesmo ocorre quando escovamos os dentes, tomamos um banho, nos vestimos, tomamos nosso café pela manhã e voltamos para casa ao final do dia — uma vez que essas experiências são essencialmente as mesmas dia após dia, não prestamos atenção a elas. E, já que não prestamos atenção, não lembramos. Estamos propensos a prestar atenção — e, portanto, a recordar — àquilo que achamos interessante, significativo, novo, surpreendente, relevante, emocionante e pertinente. Nosso cérebro capta esses detalhes. Ignoramos, e assim esquecemos, o restante.

Em 1980, meu pai arranjou um novo emprego, como vice-presidente de desenvolvimento de uma empresa de tecnologia. Preenchendo formulários com uma funcionária dos recursos humanos, ele escreveu o número de telefone dele sem hesitar, mas, quando chegou na linha que solicitava o endereço, ficou perplexo. Ele não sabia o endereço dele, e morava lá havia *cinco anos*. Meu pai não era um idoso com Alzheimer. Era um executivo brilhante de 39 anos. A mulher dos recursos humanos se recusou a acreditar que ele não sabia onde morava. Ele explicou que sabia.

— Você pega a Trapelo Road, então vira à esquerda no sopé do morro e aí vira a primeira à direita. Minha casa é a terceira à esquerda.

Ele disse que nunca tinha guardado o nome da rua ou o número na memória, porque não eram importantes.

— Bom, de que cor é a sua casa? — perguntou a mulher dos recursos humanos, achando graça.

Depois de uma longa pausa, meu pai sorriu.

— Não sei, mas posso dar meu telefone, e a minha mulher pode lhe dizer.

Ele se defende até hoje:

— Não presto atenção a esse tipo de coisa.

Como meu pai podia dirigir de e para casa todos os dias por cinco anos — são pelo menos 1.825 vezes — e não saber de que cor ela era? Como ele podia não se lembrar do número ou do nome da rua depois de tamanha exposição? A repetição definitivamente solidifica a lembrança, mas primeiro você precisa criar uma lembrança, e sem atenção isso não acontece. Uma vez que meu pai nunca prestou atenção à cor da casa, ao nome da rua ou ao número, essa informação nunca foi consolidada na memória para início de conversa.

Se a experiência do meu pai parece um exemplo muito exagerado de distração, eis aqui um mais crível. Lembra a moedinha que pedi para você imaginar antes? A menos que seja um ávido colecionador de moedas — alguém que regularmente examina e se importa com as características das moedas —, vai ter dificuldade em evocar a aparência exata delas de cabeça. Vou facilitar para você.

Em um teste de 1979, sete moedinhas de centavo de dólar foram apresentadas para pessoas. Seis eram falsas. Menos da metade dos indivíduos identificaram a moedinha verdadeira. Se você é como os sujeitos que não conseguiram se lembrar onde a palavra LIBERTY está situada na moeda ou se o perfil de Lincoln está voltado para a esquerda ou para a direita, não se sinta mal. Essas características não têm nenhuma importância para você. Elas não afetam o valor da moeda ou sua capacidade de gastá-la, e uma vez que os detalhes em ambos os lados da moeda não têm qualquer significado para você, então nunca prestou atenção a eles.

Apesar de se deparar com milhares de moedinhas ao longo de décadas, sem atenção você nunca criou uma lembrança dessa informação.

Eis outro exemplo que vai funcionar melhor com gente mais jovem. O logotipo da Apple é uma das imagens mais reconhecíveis do mundo, e a maioria de nós vê essa imagem diariamente nos notebooks, iPhones ou em anúncios. Velho ou jovem, tente desenhar o logotipo da Apple de memória. Você está convicto de que sua representação é cem por cento exata?

Em um teste, só um entre 85 universitários conseguiu desenhar esse logotipo perfeitamente e de memória.* E, como vimos no teste da moedinha, quando receberam uma série de variações para escolher, menos da metade (47%) conseguiu identificar o verdadeiro.

Como entender o fato de que tão poucas pessoas foram capazes de identificar esse símbolo? A Apple fez um trabalho lamentável na divulgação do logotipo para os consumidores do mundo? Claro que não. Todos reconhecemos um produto da Apple quando vemos um. Mas nos lembramos da essência do logotipo ou da moedinha como um todo, sem reter necessariamente os detalhes. A exposição repetida por si só não é o suficiente para garantir a lembrança de alguma coisa. É necessário ter a atenção.

Agora vamos examinar um exemplo hipotético que pode soar um bocado familiar. Você está numa festa, e sua amiga Sarah lhe apresenta o marido dela.

— Oi, sou o Bob — diz ele.

Você lhe diz seu nome e aperta a mão dele. Dois minutos depois, você ainda está conversando com ele e se dá conta, para sua vergonha e horror, de que não faz a menor ideia de qual é o nome dele.

Ou acontece isso: você esbarra nele alguns dias depois na mercearia. Ele diz com um sorriso enorme:

— Oi, [Seu Nome]!

---

* Dos 85 estudantes nesse estudo, 52 eram usuários fervorosos da Apple, 23 eram indiferentes em relação à empresa e aos PCs e dez eram usuários devotos dos PCs. Não houve diferença entre qualquer um desses grupos quanto à habilidade de relembrar ou reconhecer o logotipo da Apple.

Você o identifica. Você sabe que o conheceu na festa. É o marido da Sarah. Mas você não consegue lembrar o nome dele. Você diz:

— Oi, *cara*!

Por que você não conseguia se lembrar do nome de Bob? Você ouviu claramente ele dizer: "Oi, sou o Bob." Seus ouvidos não estavam obstruídos. Seu córtex auditivo recebeu os sons das palavras, e as regiões do cérebro que processam a linguagem compreenderam o que foi dito.

Mas não é o suficiente ser exposto ao som do nome de Bob. Para lembrar o nome dele, você precisa prestar atenção. Uma vez que o nome é pronunciado, você terá o som do nome de Bob disponível no cérebro por cerca de quinze ou trinta segundos. Se você não acrescentar o *input* neural da atenção, o nome de Bob vai desaparecer depressa. O nome dele nunca será consolidado pelo seu hipocampo e armazenado como uma lembrança. Então, na verdade, você não se esqueceu do nome de Bob. Como você não prestou atenção, nunca guardou o nome na memória para início de conversa.

Prestar atenção requer um esforço consciente. Sua atividade cerebral padrão não é atenta. Seu cérebro distraído é desligado, sonha acordado, funciona no piloto automático e está repleto de ruídos de fundo de pensamentos repetitivos. Você não consegue construir uma nova lembrança nesse estado. Se quiser se lembrar de algo, você tem que ativar seu cérebro, acordar, ficar conscientemente alerta e prestar atenção.

Uma vez que lembramos aquilo a que prestamos atenção, é provável que queiramos ser conscientes a respeito daquilo em que nos concentramos. Otimistas prestam atenção a experiências positivas, e esses eventos são consolidados na memória. Se você está deprimido, é menos provável que consolide eventos felizes ou agradáveis na memória, porque a felicidade não combina com seu humor. Você nem sequer repara nos momentos luminosos quando só está focado nas nuvens escuras. Você encontra aquilo pelo que procura. Se procurar por mágica todo dia, se prestar atenção aos momentos de alegria e maravilhamento, pode captá--los e consolidá-los na memória. Com o tempo, a narrativa da sua vida será preenchida com lembranças que fazem você sorrir.

Vivemos numa época sempre conectada, frenética, atormentada pela distração. Celular, Facebook, Twitter, Instagram, mensagens de texto, e-mails, fluxo incessante de pensamentos — todos são ladrões de atenção e, por extensão, ladrões de memória. Minimizar ou cortar coisas que distraem você irá melhorar sua memória. Sono em dia, meditação e um pouco de cafeína (não muita, e nenhuma doze horas antes de ir para a cama) são aliados poderosos no combate à distração e podem melhorar sua habilidade de prestar atenção e, portanto, de estabelecer lembranças duradouras.

Muitas vezes, pessoas da minha geração (X) se gabam de ser multitarefa como se tivessem algum superpoder. Da mesma forma, *millennials* não veem nenhum problema em assistir à Netflix enquanto usam o Snapchat para conversar com você. Mas há um problema com ambos os cenários se você quiser se lembrar de algo do que está fazendo e vivenciando. Dividir a atenção enquanto seu cérebro está tentando construir uma lembrança diminuirá significativamente a probabilidade de isso acontecer. E se a informação acabar por ser consolidada enquanto sua atenção está dividida, então sua lembrança provavelmente não será robusta o bastante para ser recuperada mais tarde. Você precisa focar sua atenção para estabelecer uma lembrança com solidez e exatidão.

Então, se realmente quiser se lembrar do que estou dizendo, deixe o celular de lado. E da próxima vez que não conseguir encontrar seu carro, faça uma pausa. Antes de acusar sua memória de falhar, antes de repreendê-la por ser patética, antes de entrar em pânico e achar que tem Alzheimer, pense: "Para início de conversa, prestei atenção ao lugar onde estacionei o carro?"

3
Neste momento

Embora a atenção seja necessária para construir uma nova lembrança, ela não é o suficiente. Só porque o belo pôr do sol chamou minha atenção naquela primeira noite do verão na praia não significa que vou me lembrar daquele pôr do sol cinco anos ou até mesmo cinco minutos depois. Para além da contribuição da atenção, a transformação de uma informação ou de uma experiência em uma lembrança duradoura começa no aqui e agora.

Você se lembra de Henry Molaison, o homem que teve o hipocampo removido cirurgicamente em uma tentativa de eliminar suas convulsões? Sem hipocampo, ele não conseguia construir nenhuma lembrança nova e consciente de longo prazo. Pessoas recém-conhecidas permaneciam desconhecidas para sempre. Ele não conseguia reter novos vocábulos, novas músicas, o enredo de um filme ou o que aconteceu ontem.

Mas ele não perdeu a memória para tudo. Por exemplo, ele conseguia repetir um número de telefone ou uma pequena lista para o médico. Claro, um minuto depois ele ia esquecer completamente o número de telefone e que algum dia conversara com o médico a esse respeito. Mas ele conseguia reter dez números no cérebro por pelo menos alguns segundos.

Ele conseguia lembrar qualquer coisa por um breve momento, um tantinho mais longo se repetisse aquilo constantemente. Ele retinha informação por tempo suficiente para terminar uma frase coerente, para entender o que as pessoas estavam lhe dizendo e para seguir instruções, contanto que não o distraíssem ou interrompessem. Mas como ele conseguia lembrar qualquer coisa sem um hipocampo? Como ele conseguia lembrar qualquer coisa, afinal, mesmo que por uns poucos segundos? O hipocampo de Molaison não estava mais lá, mas ele ainda tinha o córtex pré-frontal, e é ali que o momento presente é lembrado.

O que quer que esteja na nossa consciência agora é chamado de memória de trabalho. Não é onde retemos o que aconteceu na semana passada, na noite passada ou até mesmo um minuto antes. A memória de trabalho só contém aquilo a que estamos prestando atenção agora mesmo.

E agora.

Essa é sua memória para o momento presente. É uma área de armazenamento limitado e de curto prazo no córtex pré-frontal para visões, sons, cheiros, gostos, emoções e linguagens deste exato momento. Ela está constantemente a postos, trabalhando para reter o que quer que você tenha acabado de vivenciar e contemplar só pelo tempo suficiente para usar aquilo ou não.

Por exemplo, a memória de trabalho comporta o início da frase que você está lendo agora por tempo suficiente para você entender a frase inteira no instante em que chegar ao final dela. Ela costura um momento no outro, proporcionando-lhe um entendimento contínuo do que está acontecendo. Ela permite que você acompanhe uma conversa, que compreenda o enredo de um filme e que multiplique doze por catorze de cabeça. Você usa sua memória de trabalho para manter um número de telefone ou uma senha na consciência só pelo tempo suficiente para inserir os números no celular ou computador, antes de desaparecerem da sua mente.

Você pode chegar a sentir a natureza fugaz da memória de trabalho quando algo parecido com o seguinte acontece: Imagine que alguém dita bem rápido uma senha de wi-fi aleatória de dez caracteres da qual você precisa, e você não tem uma caneta à mão. Você entra em uma corrida mental alucinante, repetindo depressa os primeiros caracteres na cabeça enquanto sente um cronômetro invisível escoando, a respiração suspensa em expectativa enquanto luta para digitar aquelas letras e números antes de evaporarem. *Você pode repetir aquela senha?*

Os psicólogos chamam a memória de trabalho para aquilo que você enxerga de *rascunho visuoespacial*. Imagine palavras escritas às pressas num *post-it* com uma tinta que desaparece. A memória de trabalho para aquilo que você ouve é chamada de *circuito fonológico*, a versão auditiva do bloco de rascunho visual. É aquele breve eco na sua cabeça do que você acabou de ouvir, a trilha sonora mais curta do mundo.

A informação não pode ser retida na memória de trabalho por muito tempo. Você pode reter a informação visual no bloco de rascunho e a informação auditiva no circuito fonológico por cerca de quinze a trinta segundos. Só isso. E então os conteúdos são desalojados pelo novo fragmento de informação recebido. A vida segue acontecendo. Você continua ouvindo e enxergando e pensando e vivenciando o que está se passando ao redor ou dentro de você. (Você sabe que está sempre falando com você mesmo aí dentro, certo? Viu como você me respondeu?) O próximo fragmento de informação entra na sua memória de trabalho e empurra o que quer que esteja ali para fora.

Você pode manter a mesma informação por mais tempo na memória de trabalho ao repeti-la, seja em voz alta ou na sua cabeça. Vamos dizer que você esteja tentando se lembrar daquela senha de novo. Do mesmo jeito que recarregar uma página da internet no seu navegador, repetir a senha basicamente insere a informação no seu momento presente mais uma vez, reiniciando o cronômetro por mais quinze ou trinta segundos. E, se repeti-la um número suficiente de vézes, a senha será consolidada por meio do seu hipocampo numa lembrança duradoura.

Se o médico de Henry mandasse ele tocar o nariz, ele conseguiria lembrar da instrução por tempo suficiente para fazer isso com êxito, especialmente se tivesse repetido as instruções para si mesmo. Ele ainda seria capaz de perceber e de compreender novas informações no momento, graças à memória de trabalho. Porém, não poderia mais recordar nada de forma consciente que excedesse sua capacidade de retenção limitada. Um minuto depois, a instrução teria sumido de seu cérebro. Henry não seria capaz de lembrar de ter tocado o nariz ou de seu médico ter pedido que fizesse isso.

Além de ter um tempo de vida curto, a memória de trabalho não comporta muita coisa. Quanta informação sua memória de trabalho consegue reter de forma simultânea? A resposta é tão incrivelmente curta quanto específica. A capacidade de retenção da memória de trabalho foi determinada por George Miller em 1956, e suas descobertas resistiram à prova do tempo. Só conseguimos nos lembrar de cinco a nove coisas por quinze a trinta segundos na memória de trabalho.

Espere aí, você diz. Números de telefone têm onze dígitos. Você tem uma memória de trabalho excepcional, a de um gênio, porque consegue se lembrar de forma correta de um novo número de telefone ouvindo-o uma vez só? Não, sinto muito.

Esse número mágico de cinco a nove pode ser aumentado quando se desmembra qualquer informação a ser lembrada em compartimentos organizados ou grupos significativos. Fazemos isso o tempo todo. Por exemplo, você não tenta lembrar um número de telefone como uma sequência contínua de onze números como esse:

16175554062

Você lembra assim:

16-17555-4062

Então, um número de telefone de onze dígitos pode caber na memória de trabalho porque é agrupado como três itens em vez de onze — o DDD mais os primeiros cinco números mais os últimos quatro números. E você normalmente acrescenta certo ritmo e melodia ao som do número de telefone no seu circuito fonológico, o que ajuda.

Da mesma forma, será muito mais difícil reter a sequência de números 06122007 na memória de trabalho do que 06/12/2007. Quando os números são desmembrados dessa maneira em três unidades significativas, nos lembramos deles facilmente como 6 de dezembro de 2007.

Eis um exemplo talvez mais atraente. Em quinze segundos, você consegue se lembrar dessas dezessete letras na ordem correta?

EMOCHMAALISEOAVGN

E se eu lhe der trinta segundos?

A menos que você seja um campeão de memorização treinado, aposto que ainda não consegue. E se eu dispor essas mesmas letras desse jeito:

ME CHAMO LISA GENOVA

Consegue repeti-las em ordem agora? Mamão com açúcar. Quatro blocos significativos agrupados cabem fácil e perfeitamente dentro da memória de trabalho. Mas você não consegue enfiar dezessete letras sem sentido dentro dessa mesma maleta. As primeiras letras terão pulado para fora no momento em que você estiver lendo as últimas.

Bem, você consegue encaixar mais informações na sua memória de trabalho se puder desmembrar os itens a serem lembrados. Por outro lado, você consegue encaixar e lembrar *menos* do que o número mágico dos cinco a nove itens se as palavras com as quais estiver lidando levarem mais tempo para serem pronunciadas. O seu circuito fonológico pode administrar sejam quantas forem as palavras que você conseguir falar em mais ou menos dois segundos, e então pode reter essas palavras por quinze a trinta segundos antes de a trilha sonora sumir.

Digamos que você esteja tentando se lembrar de uma lista de itens utilizando sua memória de trabalho. Vai ser mais difícil se as palavras nessa lista tiverem mais sílabas. Em média, as pessoas demonstram recordar cerca de noventa por cento de uma lista de cinco palavras monossílabas a partir da memória de trabalho. A performance cai para cinquenta por cento com uma lista de cinco palavras que têm cinco sílabas cada. A retenção cai porque articular uma palavra de cinco sílabas na cabeça leva mais tempo.

Por exemplo, sem treinar, leia a lista a seguir uma vez e veja se consegue repeti-la imediatamente de cor:

Pé
Pão
Trem
Flor
Noz
Pneu

Fácil, né? Ouviu o circuito fonológico executando a trilha sonora das palavras na sua cabeça? Agora faça a mesma coisa — sem treinar e sem olhar de novo — com esta lista:

Telefonema
Ortopédico
Esperança
Imaginação
Astrológico
Excruciante

Sentiu a diferença? Percebeu que o início dessa lista estava se desvanecendo na altura de *astrológico*? Talvez você esteja pensando que a primeira lista era muito mais fácil de lembrar que a segunda porque os itens na primeira lista são mais fáceis de visualizar, e você suspeita que essa visualização auxilia na consolidação e na recuperação da lembrança. Isso é verdade no que se refere a recordar informações que persistem para além de alguns segundos, mas dentro do momento presente da memória de trabalho não há tempo para isso. Não há processamento adicional envolvido. Para ser justa, tente esta lista:

Bom
Lei
Dor
Voz
Mau
Mês

Ainda parece fácil, como a primeira lista, certo? Mesmo que as deixas e associações visuais exerçam uma profunda influência na consolidação e na recuperação de lembranças de longo prazo, elas não participam do jogo quando se trata da memória de trabalho.

Agora, sem olhar lá atrás, você consegue se lembrar de todas as seis palavras que estavam naquela primeira lista fácil? Presumindo que você levou mais do que trinta segundos para chegar neste parágrafo partindo da palavra *pé*, então as seis palavras naquela lista não estão mais contidas na memória de trabalho. Se você se lembra delas, é porque o hipocampo está processando-as a fim de armazená-las a longo prazo.

Você viu que consegue reter facilmente a frase ME CHAMO LISA GENOVA na memória de trabalho. O que acontece com frases mais longas e mais complexas? Quanto mais sílabas tiver uma palavra, uma frase ou uma lista, mais difícil será recordá-la na memória de trabalho. Você alguma vez já leu uma frase prolixa contendo várias palavras polissílabas e descobriu que tinha de voltar para o início para reler a frase de forma lenta e pausada para compreendê-la? Tente ler este trecho extraído de *O novo iluminismo*, de Steven Pinker:

> De todos esses estados, aqueles que de modo geral consideramos úteis (tais como um corpo estar mais quente do que outro, o que significa que a velocidade média das moléculas em um corpo é maior do que a velocidade média do outro) compõem uma fração minúscula das possibilidades, enquanto todos aqueles estados desordenados ou inúteis (aqueles sem uma diferença de temperatura, nos quais as velocidades médias de dois corpos são idênticas) compõem a grande maioria.

Foi complicado para o seu cérebro compreendê-la em uma única passada (ou até mesmo várias)? Por que foi tão difícil? Mesmo desmembrada, essa frase é longa e complexa demais para caber inteira dentro do espaço da memória de trabalho. Quando alcançou o final da frase, você esqueceu o início. Então tem de voltar e reler para compreendê-la totalmente.

Vamos tentar uma frase mais curta e mais simples. Abaixo está a primeira frase de *Para sempre Alice*:

> Mesmo naquela altura, há mais de um ano, havia neurônios na cabeça dela, não muito longe das orelhas, sendo sufocados até a morte, silenciosos demais para ela ouvi-los.

Seu cérebro provavelmente decifrou essa frase na primeira tentativa, uma vez que, na altura em que alcançou o final da frase, você ainda conseguia reter e lembrar as palavras do início. As palavras entre cada uma das vírgulas criam seis partes mais compreensíveis, e a frase inteira pode ser pronunciada em mais ou menos sete segundos — bem dentro da capacidade da memória de trabalho. Mas então, depois de tê-la lido e compreendido, alguns segundos vão se passar, e esse trecho vai escapar da sua consciência.

Se leu *Para sempre Alice*, você não conseguiu se lembrar da frase anterior de cor. Você não memorizou as palavras na medida em que as lia. Não é assim que lemos. As frases que você lê são descartadas pela sua memória de trabalho quase imediatamente depois de lidas.

Assistimos a filmes da mesma maneira. Assisti a *Os vingadores* na noite passada com meus filhos. Menos de 24 horas depois, não creio que consiga me lembrar de nenhum diálogo exato. Nem uma frasezinha.

Mas espere. Se tudo desaparece da memória de trabalho dentro de alguns segundos, como você vai se lembrar de qualquer coisa deste livro? Por que ler o que quer que seja? Como posso me lembrar do que comi no café da manhã hoje de manhã, da coreografia de jazz que minha professora me ensinou na semana passada ou da palestra que dei no TED em 2017? A vida não é uma série de listas ou de números de telefone a serem lembrados a cada quinze a trinta segundos.

Então, para que serve a memória de trabalho? Ela é a porta de entrada para o que em geral vemos como memória. Detalhes disponíveis no seu momento presente que capturam sua atenção e têm um significado especial ou uma emoção associada podem ser extraídos do destino infeliz da memória de trabalho e enviados para o hipocampo. Ali eles são consolidados em uma lembrança duradoura, que, ao contrário da sua memória de trabalho, é vista como tendo duração e capacidade ilimitadas.

Neste momento, estou digitando estas palavras no meu computador, na minha cozinha. Vejo minhas mãos, o computador, meu copo *venti* da Starbucks, um alerta de mensagem não respondida no meu iPhone e percebo que são 15:34 no relógio. Ouço um cortador de grama, o som das teclas do computador batendo enquanto digito e o zumbido da geladeira. Sinto fome. Este é o meu momento presente, e essa informação será retida na minha memória de trabalho por quinze a trinta segundos. Se nada em relação a este momento é, bem, memorável, então essa informação irá desaparecer da minha memória de trabalho, da minha consciência, do meu cérebro, quase instantaneamente e para sempre. Não vou me lembrar dela.

Se, no entanto, vale a pena guardar alguma coisa deste momento — se estou digitando a frase final deste livro, se for a mensagem que a Jessica Chastain quer estrelar a adaptação para o cinema de um dos meus romances, se escrever a respeito deste momento num capítulo que vou reler e editar dúzias de vezes (a quantidade de repetições deve bastar) —, então a informação que percebi e achei significativa neste momento será transportada do espaço temporário da memória de trabalho para o meu hipocampo, onde os neurônios podem conectar os fragmentos efêmeros e dispersos de informação sensorial em uma única lembrança: a história do que aconteceu hoje na minha cozinha. E agora, em vez de esquecer tudo a respeito deste momento em trinta segundos, posso me lembrar deste momento presente por décadas.

4

Memória muscular

Se for alvo de atenção e for significativo o bastante, o momento presente pode ser consolidado em uma lembrança duradoura e estável. Temos três tipos básicos de lembranças de longo prazo: a memória para informações, a memória para o que aconteceu e a memória para fazer coisas.

Amo esquiar. Aprendi com um par de Dynastars velhos herdados da minha prima Kathleen quando eu estava no sexto ano. Esquiava sobretudo em New Hampshire durante o ensino médio, no Maine quando estava na faculdade e em qualquer lugar da Nova Inglaterra ao longo dos meus vinte anos. Então tive três filhos e me mudei para Cape Cod, onde as únicas colinas são dunas de areia, e tudo o que sei é que pisquei os olhos e se passou mais de uma década sem que eu esquiasse.

Quando enfim voltei a subir nos esquis, me lembro de ficar parada no alto da primeira pista, encarando o declive íngreme e gelado, o medo tilintando os sininhos no meu sistema nervoso simpático enquanto eu, de forma não tão confiante, me perguntava: *Ainda lembro como fazer isso?* Respirei fundo, apontei o quadril para a frente e, sem pensar em como chegaria lá, esquiei até o final. Sei que eu devia ter um sorriso entusiasmado no rosto ao pensar: *É como andar de bicicleta, amor.*

A cultura popular chama a habilidade de executar uma tarefa aprendida anteriormente de *memória muscular*. Com a repetição e a prática concentrada, sequências complexas de movimentos físicos antes desconectados podem ser unidas e executadas como uma única ação em vez de uma série de passos separados e trabalhosos. Quando o padrão exato é enviado à memória, ele pode ser executado de forma fluida, mais rápida e precisa, e sem a reflexão consciente a respeito de como levá-lo a cabo. Assim podemos tocar "Für Elise" no piano, dirigir até o trabalho, agarrar uma bola de beisebol, andar até a cozinha ou esquiar montanha abaixo sem dedicar energia consciente à forma como essas coisas são feitas enquanto as fazemos. Nas palavras da Nike, *just do it* — apenas faça. Ainda que você possa não lembrar do que sua esposa disse cinco minutos antes, a memória muscular é incrivelmente estável e pode ser convocada a jogar mesmo depois de passar décadas na reserva.

Contudo, a expressão *memória muscular* é enganosa, e estou aqui para restituir o crédito ao proprietário legítimo. Seu corpo consegue fazer a dança da galinha uma vez que você tenha aprendido a coreografia, e pode parecer que braços e pernas lembram como executar os passos, mas o programa para a coreografia não vive nos músculos. Vive no cérebro.

O *como* fazer as coisas que você sabe como fazer é uma lembrança ativada no cérebro, mas esse tipo de lembrança é um pouco diferente da memória em que costumamos pensar. Normalmente entendemos a memória como sendo as coisas que sabemos (que um octógono tem oito lados, seu número de telefone, que a Terra é redonda) e as coisas que aconteceram (rompi meu ligamento cruzado anterior jogando rúgbi na faculdade, Pharrell Williams me fez um joinha e sorriu depois de uma das minhas palestras, fui a um casamento no final de semana passado). Esse tipo de memória é chamada de *declarativa*. Você pode declarar que lembra ou sabe de alguma coisa. Recuperar lembranças declarativas envolve a recordação consciente de informações aprendidas e experiências vividas anteriormente.

Por exemplo, quem foi o par de Tom Hanks no filme *Mens@gem para você*? Você está conscientemente procurando pela lembrança no seu cérebro e vai saber conscientemente quando chegar a ela. Se essa pergunta foi muito fácil e você soube na mesma hora que a resposta era Meg Ryan, tente esta: Quem foi o par de Tom Hanks em *Splash*? Ou liste todos com quem você trocou mensagens ontem. Você percebe o esforço consciente de encontrar essa informação.

Tentativas de recuperar esse tipo de lembrança comicham todos os dias em lugares que não conseguimos coçar direito. Por que vim até esse cômodo? Qual é o nome daquele cara? Onde deixei meu celular? Recordar a memória declarativa pode ser trabalhoso, enlouquecedor e às vezes infrutífero. Estamos conscientes do esforço enquanto tentamos caçar a lembrança, e nossa relação com a recuperação das coisas que sabemos e das coisas que aconteceram é com frequência assustadora e cansativa.

A memória muscular é diferente. É a nossa memória para habilidades motoras e procedimentos, a coreografia de como fazer as coisas. A memória muscular é inconsciente, evocada sob sua percepção. Dirigir um carro, andar de bicicleta, comer com hashi, rebater uma bola, escovar os dentes e digitar são memórias musculares. Houve um tempo em que você não sabia como fazer essas coisas. E então, graças a muita repetição e aperfeiçoamento, você aprendeu. Inseriu os passos na memória. E agora, quando vai andar de bicicleta, não precisa parar e pensar: *Espere, primeiro deixe eu lembrar como fazer isso.* Da mesma forma, a ginasta estadunidense Simone Biles não precisa pensar em como vai torcer e virar o corpo enquanto salta no ar. Uma vez aprendidos, os passos são recuperados sem esforço, de forma instantânea e inconsciente. Você não tem absolutamente nenhuma consciência dessas lembranças enquanto se lembra delas. Elas se tornam automáticas, rotineiras. Você sobe na bicicleta e sai andando. Biles executa um salto Yurchenko completo e aterrissa no solo.

Bom, como e onde a memória muscular se forma? Digamos que você esteja aprendendo a jogar golfe. Um instrutor lhe ensina como alinhar os pés e os ombros com a bola. Ele lhe mostra como estabelecer uma distância que permite ao seu taco atingir a bola enquanto você mantém os braços retos. Dobre os joelhos. Não tanto. Relaxe as mãos. Fique de olho na bola. Você aprende como girar o tronco e como executar o *backswing*, o *downswing* e o *follow-through*.

Para criar um padrão de movimento altamente preciso, repetível e automatizado, que nesse caso é bater em uma bola de golfe, a sequência de passos físicos individuais tem de se transformar em uma unidade — tem de ser conectada em uma única memória recuperável. Enquanto a memória semântica e episódica é consolidada a partir do hipocampo, a memória muscular é unida por uma parte do cérebro chamada de gânglios da base. À medida que a sequência física dos passos é praticada, ela é traduzida em um padrão conectado de atividade neural. Enquanto você continua a aprender a habilidade, outra parte do seu cérebro, chamada de cerebelo, fornece a resposta complementar. *Fique parado um pouco mais para a esquerda. Não dobre o punho.* São feitos ajustes e aperfeiçoamentos nos movimentos. E você melhora.

Embora o hipocampo seja fundamental para formar novas lembranças episódicas e semânticas, essa estrutura cerebral não está de forma alguma envolvida na criação da memória muscular. Henry Molaison, o jovem que teve o hipocampo removido cirurgicamente em uma tentativa de curar as convulsões incessantes, nunca mais foi capaz de estabelecer e armazenar nenhuma lembrança consciente. Surpreendentemente, porém, ele ainda podia criar novas memórias musculares. Ele não conseguia se lembrar do que acontecera cinco minutos atrás, mas ainda podia aprender a fazer coisas novas.

No exemplo mais famoso da psicóloga Brenda Milner, ela ensinou a Henry como desenhar a partir de um espelho. Pediram-lhe que traçasse uma estrela desenhando dentro do espaço entre duas outras estrelas concêntricas em um pedaço de papel, mas ele só podia ver essas estrelas, o papel e o lápis através do reflexo em um espelho. Não é uma tarefa fácil, e Henry não era muito bom no início, mas ele melhorou com a prática constante e, por fim, desenhou a estrela no espelho sem erros. Então, ele conseguia aprender, o que demonstrou que conseguira construir e reter uma memória muscular de longo prazo para desenhar essa estrela a partir de um espelho. Porém, assim como toda experiência desde a cirurgia, ele não tinha nenhuma lembrança consciente de algum dia ter aprendido a fazer aquilo. Toda vez que desenhava a estrela, ele alegava que era a primeiríssima vez que o fazia. Sua memória muscular inconsciente lembrava o que a memória declarativa esquecia.

Então, a consolidação da memória muscular requer a ativação recorrente através de muita prática concentrada. Assim que o padrão de ativação neural de uma habilidade estiver consolidado, a memória de como bater em uma bola de golfe reside na ativação conectada dos neurônios no seu córtex motor. Esses são os neurônios que, por meio de conexões na medula espinhal, dizem a todos os músculos voluntários do corpo o que fazer. Sacudir o dedão do pé esquerdo, apontar o indicador direito, saltar no ar em um *grand jeté* e bater em uma bola de golfe com um taco são todos gestos atribuídos ao disparo de diferentes neurônios no córtex motor.

Como acontece com outros tipos de memória, com a repetição recorrente, a memória muscular se torna mais forte e é recuperada de modo mais eficaz. E uma vez que esses neurônios conectados dizem ao corpo o que fazer, você se sai melhor ao praticar. Habilidades exercitadas se tornam mais estáveis e consistentes.

Parte desse aprimoramento se deve ao treinamento dos músculos no corpo. Se você pratica uma corrida de obstáculos de 110 metros várias vezes, os músculos envolvidos com o ganho de velocidade e com os saltos sobre aqueles obstáculos são fortalecidos e esculpidos a fim de desempenhar essa tarefa em particular, e você vai melhorar. Mas sua habilidade de ultrapassar depressa e sem deixar cair esses obstáculos se desenvolveu sobretudo porque você ativou e fortaleceu reiteradamente conexões neurais específicas no seu cérebro. Você é um corredor melhor não apenas porque seus quadríceps aumentaram. Posso fazer agachamentos o dia inteiro, desenvolver músculos enormes nos quadríceps e nunca ultrapassar esse primeiro obstáculo de modo correto. Você se sai melhor na corrida de obstáculos com a prática porque o seu cérebro ficou maior.

À medida que progride de novato para mestre, estudos com ressonâncias magnéticas mostram que as partes do córtex motor ativadas por essa habilidade se expandem. Então, por exemplo, a parte no córtex motor responsável pelo movimento dos dedos se expande se você for pianista, e ganha ainda mais terreno se você for um virtuoso, se comparado com um pianista novato. Virar especialista em qualquer habilidade física é o resultado de mais conexões neurais, mais massa encefálica dedicada àquela memória muscular.

O que quer que você faça de forma reiterada transforma o seu cérebro, e ele transforma a maneira como você movimenta o corpo. Não existe uma receita exata que determine quanta prática é suficiente para mudar seu cérebro, mas no geral aprender uma nova habilidade requer muito mais repetição que a necessária para aprender o nome de alguém ou lembrar onde estacionou seu carro. No livro *Fora de série*, o escritor

Malcolm Gladwell popularizou a noção de que passar de novato para especialista demanda dez mil horas de prática. À primeira vista, esse número parece absurdamente alto. Por exemplo, passo uma hora por semana na aula de dança. Vou ficar ofegante e ser desajeitada e fazer uma série de movimentos errados na primeira vez que minha professora nos mostrar a coreografia de "Uptown Funk", de Mark Ronson e Bruno Mars, mas depois de outras duas ou três aulas vou ter praticado o suficiente para submeter a coreografia à memória, e vou ser capaz de executá-la sem erros. Então são só quatro horas. O que está acontecendo aqui? Sou a melhor dançarina do mundo? Dificilmente.

Afirmar que precisei de só quatro horas para dominar a coreografia de "Uptown Funk" ignora os anos de dança — e a memória muscular — que antecederam o aprendizado daquele conjunto de passos em especial. Comecei o balé e o sapateado quando tinha três anos, me apresentei em uma companhia de dança no ensino médio, e dancei no estúdio de Jeannette Neill em Boston na casa dos trinta. Então, minha capacidade de executar a coreografia de "Uptown Funk" com maestria recrutou a memória muscular adquirida de forma cumulativa ao longo da minha vida, que possivelmente alcança as dez mil horas de dança.

Ainda que no fundo não haja nada de mágico a respeito desse número, Gladwell observa corretamente que, com um bocado de treino diligente e de repetição, você ficará significativamente melhor em qualquer habilidade que esteja tentando dominar. Mas você vai se tornar um mestre? Não necessariamente. Se praticasse o suficiente, conseguiria chutar uma bola de futebol como a Abby Wambach? Ou saltar como a Simone Biles? Talvez. Mas, com um metro e sessenta, posso praticar até cansar que nunca vou ser capaz de enterrar uma bola de basquete como o Michael Jordan. Alguns de nós nascem com cérebros e tipos físicos predispostos e equipados para executar certas tarefas melhor do que outros. Contudo, para ter a chance de ser bom em alguma coisa, você precisa de uma boa quantidade de prática deliberada e diligente. A repetição é a chave para dominar a memória muscular.

A criação de uma memória muscular é diferente da maneira como a memória declarativa se forma. A recuperação também é diferente, e de modo surpreendente. Uma vez aprendida, a memória muscular é evocada sem esforço consciente. Você lembra como fazer as coisas, mas não conscientemente. Muita coisa está acontecendo no meu cérebro quando ando de bicicleta. Estou recuperando as lembranças, ativando circuitos neurais interconectados relacionados ao ato de pedalar, ao equilíbrio, à direção e ao freio, mas não estou conscientemente envolvida nesses processos.

Digamos que você esteja aprendendo a tocar "Fantasia" em dó maior de Schumann no piano. No início, tocar vai demandar um bocado de elaboração consciente, esforço concentrado e repetição diligente. Contudo, uma vez que tiver praticado o bastante — uma vez que tiver integrado a informação procedimental à memória muscular —, a sequência de notas recordada será relegada à memória inconsciente. Você pode tocar a peça sem olhar para a partitura e sem pensar no padrão individual das notas. Você posiciona os dedos nas teclas e toca.

Recuperamos a memória muscular de forma inconsciente o dia inteiro. Você está consciente do processo de leitura na medida em que lê este capítulo? Não. Você recuperou de forma consciente os detalhes das aulas de direção que teve quando tinha dezesseis anos toda vez que dirige seu carro? Não. Você decompõe de forma consciente o passo a passo para girar uma raquete de tênis ao rebater um saque? Não. Você se lembra de ter aprendido a digitar ao escrever um e-mail? Talvez você consiga se lembrar de aprender a digitar. Eu estava no oitavo ano e sentava no fundo da sala de aula, à direita da minha amiga Stacey. Lembro os exercícios tediosos: AAA—SSS—DDD—FFF. Mas não preciso recordar nenhum desses exercícios para digitar este capítulo. Confiei o como digitar à memória. E esse tipo de memória não é recuperado de forma consciente. Podemos digitar sem pensar em como digitar.

É incrivelmente benéfico que nosso cérebro seja projetado dessa maneira. Delegando a memória muscular aos circuitos neurais inconscientes, o presidente, o CEO e outros figurões do cérebro ficam livres para prosseguir com as suas funções executivas de pensar, imaginar e tomar decisões enquanto você está fazendo aquilo que já sabe fazer. Então pode caminhar, mascar chiclete *e* conversar. Posso escrever este livro, me concentrando no que quero comunicar a você, sem ter que pensar uma única vez na mecânica de escrever ou digitar letras e soletrar palavras.

Dispomos de cérebros ilimitados em sua capacidade de criar memórias musculares. O cérebro pode aprender a fazer basicamente qualquer coisa, o que é meio impressionante. Assim como consegue aprender as tabelas de multiplicação ou uma língua estrangeira, ele consegue aprender a dançar tango, a tricotar, a arremessar uma bola de futebol americano em uma espiral perfeita, fazer uma parada de mãos, andar de monociclo, pilotar um avião, surfar, esquiar e digitar no celular com os polegares. Mesmo se não estiver nem perto do nível olímpico na execução dessa memória muscular, você ainda pode aprendê-la. Todos esses procedimentos podem se tornar habilidades automáticas realizadas por músculos ativados por lembranças inconscientes construídas por meio da repetição. Você pode, com treino suficiente, alterar a conectividade neural do seu córtex motor, de modo que aquilo que um dia pareceu incompreensivelmente estranho e impossível agora é fácil, é como andar de bicicleta, amor.

5
A Wikipédia do seu cérebro

Eu moro em Massachusetts.
Você precisa de um hipocampo para formar novas memórias recuperáveis conscientemente.
Tenho três filhos.
A velocidade da luz é de aproximadamente 300 mil quilômetros por segundo.
H2O é a fórmula química da água.
Paris é a capital da França.
No mundo todo, quase 50 milhões de pessoas têm Alzheimer.

As informações a que se presta atenção, salvas do destino infeliz da memória de trabalho por sua importância visível e consolidadas pelo hipocampo, podem se tornar lembranças armazenadas a longo prazo. Essas lembranças conscientemente armazenadas guardam as coisas que você sabe e as coisas que aconteceram. As coisas que você sabe, chamadas de *lembranças semânticas*, são as lembranças do conhecimento que você assimilou, dos fatos que você sabe sobre a sua vida e o mundo — a Wikipédia do seu cérebro. E você se recorda dessa informação sem recordar os detalhes de tê-la assimilado. A memória semântica é o conhecimento dissociado de quaisquer *onde* e *quando* particulares. São dados sem vínculo com a experiência de vida específica.

Lembranças do que aconteceu, de informações que *estão* vinculadas a um onde e um quando são chamadas de *episódicas*. Você *recorda* lembranças episódicas. "Lembro quando fomos para Budapeste." Lembranças semânticas, por outro lado, estão mais para informações que você simplesmente sabe. "Budapeste é a capital da Hungria." O episódico é pessoal e sempre tem a ver com o passado. A memória semântica tem a ver com informação, e é atemporal. Só os fatos, senhora.

Por exemplo, sei que a velocidade da luz é de aproximadamente 300 mil quilômetros por segundo. Extraí essa informação da memória semântica. Se conseguisse me lembrar das circunstâncias específicas do aprendizado dessa pepita de informação (não consigo), então seria uma memória episódica.

Da mesma forma, você sabe que George Washington foi o primeiro presidente dos Estados Unidos, mas não se lembra dele sendo presidente, já que ainda não estava vivo. E você provavelmente não se lembra da experiência real de assimilar esse fato, porque o assimilou quando era criança, e essa lembrança episódica desapareceu com o tempo. Você se esqueceu do onde e do quando e só lembra aquilo que aprendeu. "George Washington foi o primeiro presidente dos Estados Unidos" é uma lembrança semântica.

A memória semântica não é só para presidentes, capitais de estados, fórmulas matemáticas e qualquer outra coisa que você aprendeu na escola. Essa memória também abriga todos os seus dados pessoais. Nasci em 22 de novembro. Não me lembro de ter nascido, mas sei que dia 22 é meu aniversário. Todos os dados biográficos que você preenche em formulários de cadastro — nome, endereço, número de telefone, data de nascimento, estado civil e assim por diante — são resgatados da sua memória semântica.

Uma vez que todo fragmento de informação na nossa cabeça é uma lembrança semântica, temos, se quisermos assimilar uma grande quantidade de dados, que ser muito bons em criar *e* recuperar lembranças semânticas. Então como fazemos isso? Criar uma lembrança semântica de longo prazo normalmente requer estudo e prática frequentes, com o objetivo consciente de reter a informação. Decorar requer repetição e esforço. Mas certos tipos de repetição e esforço são mais eficazes do que outros.

Às vezes, a vida nos concede naturalmente a repetição de que precisamos para decorar uma informação. É assim que bebês e criancinhas pequenas aprendem a linguagem. Não é por coincidência que muitas vezes as primeiras palavras são *mamãe*, *papai*, *papá* e *mais*. Além de serem as mais simples de se pronunciar, essas palavras são ditas repetidamente pelos pais.

Os baristas da Starbucks que visito todos os dias para suprir meu vício em *chai* começam a preparar minha bebida quando me veem andando até o balcão. Não preciso dizer uma palavra. E não é um pedido simples que eles decoraram: *venti*, quente, dose dupla de *chai latte*, leite de coco, sem água, sem espuma (estou envergonhada, mas, sim, sou esse tipo de pessoa). Recentemente, quando perguntei quantos pedidos de bebidas de clientes eles sabem de cor, eles chutaram uns cinquenta. Embora cada barista possa ter estratégias diferentes para associar certas pessoas a certas bebidas, o denominador comum para criar essas lembranças semânticas é a repetição. Esses baristas sabem os pedidos dos clientes assíduos porque nós damos as caras todos os dias, fornecendo ao cérebro deles a repetição necessária para lembrar o que bebemos.

E se você não puder esperar pela experiência de vida repetida e habitual para gravar aos poucos novas lembranças semânticas no cérebro? Todos nós tivemos a experiência de estudar para uma prova ou para uma apresentação. E se você tiver que aprender todos os doze nervos cranianos, os detalhes da Batalha de Midway ou cada frase do monólogo "Amanhã e amanhã e ainda outro amanhã" de Macbeth para uma prova na semana que vem? O que é melhor para a retenção de longo prazo — estudar na noite anterior ou consultar o material a intervalos ao longo dos sete dias?

Se o número de horas estudadas no total for equivalente, a ação espaçada supera a decoreba intensiva. Chamado de *efeito do espaçamento*, exercitar a informação a ser lembrada ao longo do tempo dá ao seu hipocampo mais tempo para consolidar totalmente o que você está aprendendo. Espaçar também lhe dá uma melhor oportunidade de se pôr à prova, que, como você verá em breve, fortalece drasticamente o circuito dessa lembrança.

Então, se puder, não vire a noite antes de uma prova. Você pode conseguir uma boa nota ao regurgitar pela manhã os conteúdos do seu hipocampo estufado, mas é altamente improvável que consiga se lembrar da informação na semana ou no ano seguinte. Espace aquilo que está tentando aprender. Você vai lembrar mais e esquecer menos.

Você provavelmente já sabia que a exposição repetida à informação ajuda a retê-la. Você repetiu 8 × 3 = 24 sem parar quando estava no fundamental, martelando os números na cabeça até por fim decorá-los. Mas há formas melhores do que a decoreba mecânica por força bruta para aprender informações.

Como você já sabe a essa altura, a memória envolve tanto a consolidação da informação no seu cérebro quanto a recuperação da informação. Aprender e lembrar. Para melhor aprender novos dados, não queremos apenas expor o cérebro várias vezes aos dados que deseja adquirir, mas também *recuperar* várias vezes esses novos dados do cérebro.

Estou falando de pôr a si mesmo à prova. Então não é só 8 × 3 = 24 sem parar. Também é *Quanto é 8 × 3?* sem parar. Quando você se coloca à prova e sabe a resposta, recupera a informação que foi capaz de aprender, e, por meio da ação de recordar, reativa as vias neurais da lembrança, reforçando-as, tornando a lembrança mais sólida. Se apenas reler o que está tentando aprender, você enxerga e absorve a informação várias vezes de forma passiva, mas nunca a recupera. Como resultado, você não terá o bônus de aprimoramento da memória adicional. A repetição do teste supera a repetição do estudo.

Da mesma forma, você é apresentado a uma mulher chamada Kathy e pode repetir o nome dela enquanto apertam as mãos. "Prazer, Kathy." Agora você ouviu o nome dela duas vezes. Repetir o nome dela é útil, porém mais útil ainda é testar você mesmo, e mais tarde pensar: *Como é o nome daquela mulher que conheci há pouco?* Contanto que consiga chegar a *Kathy* sem ter um branco, é mais provável que vá se lembrar do nome dela da próxima vez que vê-la.

Aqui está um experimento que ilustra bem esse ponto. Indivíduos foram incumbidos de aprender suaíli, uma língua com a qual nenhum deles tinha tido qualquer contato anterior. Todos receberam quarenta pares de palavras inglês-suaíli para aprender.

Mostraram os pares de palavras aos indivíduos do grupo um, e eles testaram a si mesmos um determinado número de vezes. Pense em cartões de memória. Você visualiza a palavra em inglês e aí tenta dizer a palavra em suaíli antes de olhar no verso do cartão.

Os indivíduos do grupo dois paravam de estudar as palavras em suaíli assim que as aprendiam e continuavam a ler os pares de palavras que ainda não haviam submetido à memória pela simples leitura. Esses sujeitos continuaram estudando o que ainda não haviam memorizado sem testar a si mesmos.

Mostraram os pares de palavras aos indivíduos do grupo três a mesma quantidade de vezes que o grupo um os viu, mas eles não se puseram à prova. E os integrantes do grupo quatro, como os do grupo dois, paravam de estudar as palavras em suaíli assim que as aprendiam. Mas as pessoas do grupo quatro também se colocavam à prova em relação às palavras que tinham dificuldade de aprender, em vez de simplesmente relê-las.

Uma semana depois, todos os quatro grupos tiveram a memória testada. Os grupos um e quatro (os grupos que se punham à prova a fim de aprender) lembraram oitenta por cento das palavras em suaíli, enquanto os grupos dois e três (os sujeitos que não se punham à prova) lembraram de apenas 35 por cento, mais ou menos. Se pôr à prova mais do que dobrou a lembrança!

Do que mais precisamos a fim de memorizar informações? O significado importa quando se trata de criar e recordar qualquer tipo de lembrança. É extremamente importante enfatizar isso. Aqui está um ótimo exemplo: pediram a taxistas experientes e taxistas jovens aprendizes em Helsinque para lembrar uma lista de ruas. Se as ruas estivessem listadas em uma ordem contígua àquela pela qual podiam de fato trafegar, os taxistas veteranos se lembravam de 87 por cento das ruas quando testados. Os novatos só se lembravam de 45 por cento.

Esses resultados são compreensíveis. Tendo mais vivência, os motoristas experientes acumularam mais conhecimento — mais lembranças semânticas — das ruas da cidade. Eles conheciam melhor as redondezas do que os aprendizes.

Mas se os veteranos e os novatos recebessem a mesma lista de nomes de ruas em ordem *aleatória* — de modo que a primeira rua da lista não se comunicava fisicamente com a próxima da lista, e assim por diante —, não ia haver diferença de memorização entre os motoristas experientes e os aprendizes. Nesse caso, com os nomes das ruas desprovidos do significado, a vantagem dos veteranos ao evocá-los, que se baseava nas rotas significativas entre as ruas, se perdia.

Eis outro exemplo: pediram a enxadristas que olhassem por somente cinco segundos para um tabuleiro de xadrez com 26 a 32 peças dispostas em posições realistas de um jogo. Então lhes deram um tabuleiro vazio e lhes pediram para reproduzir o que haviam visto rapidamente. A memória deles era boa mesmo? Os enxadristas que eram mestres ou grandes mestres foram capazes de reposicionar de forma correta uma média de dezesseis peças no tabuleiro. Novatos só conseguiram três peças. Nenhuma surpresa.

Mas é nesse ponto que a coisa fica interessante. Se as 26 a 32 peças fossem dispostas de forma aleatória no tabuleiro, sem nenhum significado em relação a uma partida verdadeira, então os mestres perdiam a vantagem da memória e lembravam tão pouco da posição das peças quanto os novatos. Em vez de lembrar a posição de dezesseis peças, eles só lembravam uma média de três. Era o significado das peças e de suas posições que dava aos mestres seu superpoder de memorização. Eles não têm uma memória capaz de dar xeque-mate nas outras; têm uma memória melhor para aquilo que é significativo para eles.

O cérebro não está interessado em aprender o que é chato ou desimportante. Se você quer aprender mais coisas, torne a informação significativa para você. A mnemônica funciona pela atribuição de significado. Se você toca piano, decorou as notas na linha da clave de sol usando a mnemônica *"Every good boy deserves fudge"** ou algo parecido. Nos Estados Unidos, as notas são E, G, B, D e F. Essa frase adorável é mais

---

* "Todo bom menino merece sobremesa", em tradução livre. É um acrônimo muito comum na língua inglesa (N. T.).

fácil de aprender e reter do que a simples ordem alfabética das notas nas linhas e espaços, já que frases têm significado. Para memorizar os doze nervos cranianos, primeiro decorei uma rima grudenta: "*On old Olympus's towering top, a Finn and German viewed some hops.*"* As primeiras letras serviam como deixas para lembrar dos nervos cranianos em ordem — olfativo, óptico, oculomotor, troclear e assim por diante. A frase tem significado, e é mais fácil de lembrar do que a lista de nervos sem qualquer deixa associativa.

Várias técnicas disponíveis vão além da simples mnemônica para aprimorar a memória semântica, porém as mais poderosas dentre elas tiram vantagem de pelo menos um dos maiores talentos do seu cérebro: o imaginário visual e a lembrança de onde as coisas estão localizadas no espaço. Seu cérebro pode conjurar com muita facilidade a imagem visual de praticamente qualquer coisa que você lhe pedir. Por exemplo, imagine a Oprah Winfrey vestida com uma fantasia de coelho da Páscoa, mastigando uma cenoura enorme. Imaginou? Claro que imaginou. Agora coloque-a em algum lugar. Ela está sentada no balcão da sua cozinha. Está vendo ela ali? Fácil, certo? E sabe do que mais? O que você acabou de fazer... é altamente memorável.

Mas como a imagem da Oprah vestida como o coelho da Páscoa sentada no balcão da sua cozinha é útil, afinal? Por si só, ela não é. Mas, se associar esse imaginário visual e espacial com alguma coisa que está tentando memorizar, então você tem uma conexão e uma deixa neural incrivelmente poderosa para se lembrar da informação que quer recordar.

Lembra Akira Haraguchi, o engenheiro aposentado do Japão que decorou 111.700 dígitos do pi? Como ele fez isso? Ele e outros atletas da memória usam técnicas que desmembram e transformam sequências enormes de números sem significado em imagens visuais. Haraguchi traduz números em sílabas, e aí essas sílabas viram palavras que compõem narrativas significativas e elaboradas que ele consegue imaginar... e lembrar com horas e horas de exercícios diários.

---

* "No ponto mais alto do antigo Olimpo, um finlandês e um alemão assistiram a alguns saltos", em tradução livre (N. T.).

O campeão de memorização Joshua Foer, autor de *A arte e a ciência de memorizar tudo*, usou outra técnica para memorizar informações. Ele primeiro memorizou uma *pessoa* executando algum tipo de *ação* com um *objeto* para cada número de dois dígitos de 00 a 99. Aí ele pôde agrupar quaisquer seis dígitos em uma única cena de pessoa--fazendo-alguma-coisa. Portanto, se o número 10 é o Einstein montado em um burro, e o 57 é a Abby Wambach chutando uma bola de futebol, e o 99 é a Jennifer Aniston comendo um bagel, então o número 105799 vira o Einstein chutando um bagel. Quanto mais surpreendentes, nojentas, bizarras, feias, vivas ou até mesmo impossíveis são as imagens, mais memoráveis.

Mas você teria que praticar um bocado de memorização antes de usar de fato essas técnicas (e outras como elas) para se lembrar das coisas que tem interesse em lembrar. Se a ideia de fazer esse tipo de esforço mental parece exaustiva, estou com você. Não tenho o empenho ou o tempo. A menos que esteja motivado a se tornar um atleta de ponta da memorização ou o sonho da sua vida seja memorizar 111.700 dígitos do pi, você também não tem. A maioria de nós nunca vai desejar ou precisar memorizar esse tipo ou essa quantidade de informações. Mas muitos de nós gostariam de se sair melhor na memorização dos dez itens de uma lista de afazeres, da nossa senha do wi-fi ou das seis coisas que precisamos em uma mercearia.

Uma técnica menos intimidante e mais prática para memorizar os tipos mais modestos de listas que você de fato usa é chamado de *método de loci* ou *palácio da memória*. A habilidade de lembrar onde a comida está localizada, onde se esconder e o caminho até a segurança do lar provavelmente era fundamental para a sobrevivência humana no início. Seja você uma criança ou uma pessoa de oitenta anos, um péssimo aluno ou um astrofísico, seu cérebro evoluiu para ser capaz de visualizar e lembrar onde as coisas estão.

Com o método do palácio da memória, você está aproveitando os superpoderes inatos do seu imaginário visual e espacial a fim de associar os itens a serem memorizados com locais físicos. Esses locais não precisam estar em um palácio, mas precisam estar em um lugar que você já conhece.

Se a sua casa é o seu palácio, visualize seis locais ou pontos estratégicos enquanto entra e anda pela casa. Minha rota é a seguinte: minha caixa de correio, minha porta da frente, o banco no saguão de entrada, o balcão da cozinha, o forno, a pia. Sejam quais forem os locais que você escolher ao longo da rota, certifique-se de que estejam na ordem que você seguiria naturalmente ou que consiga memorizá-los com facilidade.

Agora digamos que eu tenha uma lista do mercado e não tenha celular, nem papel, nem lápis. Sem ajuda externa, preciso me lembrar de comprar esses seis itens: ovos, bananas, abacates, bagels, pasta de dente e papel higiênico. Na minha imaginação, coloco os ovos na minha caixa de correio, as bananas na minha porta da frente, os abacates no banco do saguão de entrada, os bagels — segurados pela Oprah — no balcão da cozinha (lembre-se, você a pôs ali antes), a pasta de dente no forno e o papel higiênico na pia da cozinha. Mais tarde, na loja, posso andar pelo cenário mental do meu palácio da memória, visitando os locais na minha mente enquanto me imagino andando pela minha casa. E "verei" os ovos dentro da caixa de correio quando abri-la, as bananas na porta da frente, e assim por diante.

Se não crio uma lista externa ou uso essa técnica, é provável que me esqueça de comprar os bagels. Livres de quaisquer associações, imagens ou lugares, esses itens flutuantes do mercado não penetram no meu cérebro de forma rica e profundamente codificada, e, como resultado, será mais difícil me lembrar deles. O método do palácio da memória fornece codificações elaborativas, associações com imagens visuais e locais que seu cérebro evoluído ama e pode usar como anzóis para pescar todas as compras da sua lista — em ordem, se quiser se gabar. Agora só precisa se lembrar de passar na loja...

O uso regular dessas ferramentas — repetição, aprendizagem espaçada, teste, significado e imaginário visual e espacial — sem dúvida vai fortificar a sua memória semântica. Você será capaz de lembrar mais coisas. E um maior conhecimento é universalmente considerado um traço invejável. Pessoas que sabem mais são pessoas inteligentes. Só que há mais coisas a serem lembradas do que informações. Ainda que lembrar de grandes quantidades de informação possa ajudá-lo a conseguir uma boa nota em provas e talvez até mesmo lhe garantir um lugar como participante no *Show do milhão*, a integração da informação que você retém com as experiências de vida das quais você se lembra é o que o torna sábio. Além das coisas que você sabe, há as coisas que aconteceram.

6

O que aconteceu

- Eu me lembro de andar de trenó no meio da Trapelo Road depois da nevasca de 1978.
- Eu me lembro do momento em que segurei minha filha mais velha pela primeira vez.
- Eu me lembro do show do Coldplay que vi com a minha amiga Ashleigh.
- Eu me lembro da noite do Oscar quando Matthew McConaughey disse "Julianne Moore, por *Para sempre Alice*".
- Eu me lembro da noite em que conheci o Joe.

A memória episódica, sua memória do que aconteceu na vida, é a *sua* história lembrada por *você*. É a memória ligada a um lugar e a uma época, as recordações do onde e quando das experiências da sua vida. A memória episódica é uma viagem no tempo para o seu passado. *Lembra quando...*

Algumas experiências ficam, duram uma vida inteira, enquanto outras escapolem no dia seguinte, esquecíveis. Como podemos ter lembranças muito bem detalhadas, sólidas e prontamente recuperáveis de alguns momentos da vida e nenhuma lembrança de outros? O que determina quais momentos são lembrados e quais vão parar na pilha de cinzas? Por que não nos lembramos de tudo o que acontece?

Vamos começar por aquilo que você *não* lembra:

- O que comeu no jantar cinco quintas-feiras atrás.
- Quando levou seus filhos para a escola na quarta-feira há três meses.
- Trajeto até o trabalho na última terça-feira.
- Todas as vezes que lavou roupa em abril.
- O banho que tomou na sexta-feira de manhã.

Você é capaz de reconhecer o que todas essas experiências de vida esquecidas têm em comum? Elas são rotineiras. Fazemos essas coisas o tempo inteiro. Esses momentos nada marcantes são os eventos mundanos e habituais da nossa vida cotidiana. Ainda que as refeições, a higiene pessoal, as tarefas e o ir e vir diário tomem muito do nosso tempo, consomem pouquíssima memória de longo prazo. A memória episódica não está interessada no mais do mesmo. Não retemos o que é banal, típico ou previsível. Essas experiências não vão além do momento presente.

Tenho cinquenta anos. Ingeri mais de dezoito mil jantares na vida até agora. De quantas dessas experiências à mesa me lembro especificamente? Pouquíssimas.

Espaguete de novo? Chato. Esqueci.

Então do que nos lembramos? Embora nosso cérebro seja péssimo em recordar o que é entediante e familiar, ele é fenomenal em recordar o que é significativo, o que é emocionante e o que nos surpreende. Se pensar nos jantares dos quais de fato se lembra, você vai se dar conta bem depressa de que eles são especiais de alguma forma. De outro jeito, eles cairiam no esquecimento.

Por exemplo, pode me dizer o que comeu no jantar na quinta-feira, 28 de novembro de 2019? Provavelmente não, a menos que eu lhe recorde que foi Dia de Ação de Graças. Bem, já que era um feriado e não apenas uma quinta-feira qualquer mas uma quinta-feira especial, você talvez consiga me dizer tudo o que comeu no jantar em 28 de novembro de 2019. Comi dois pãezinhos de nozes, ravióli (somos italianos e exigimos massa em todas as refeições), peru e um docinho de creme.

Você também deve ser capaz de me dizer quem o acompanhava. Talvez o que você vestia. Os times de futebol que jogaram naquela tarde e quem ganhou, talvez até mesmo o placar. O clima. Você teve uma discussão sobre política com seu tio. Naquela noite você assistiu a *Esqueceram de mim* de novo. Como você se sentiu em relação a tudo aquilo. Uma vez que aquele dia teve um significado especial, sua lembrança do que aconteceu é recuperável e rica em detalhes.

Mas, se eu lhe perguntar o que comeu no jantar em 30 de novembro de 2019, uma lembrança mais recente, apenas duas noites depois do Dia de Ação de Graças, você provavelmente teria um branco. Não tenho nenhuma lembrança do que comi, de com quem comi, do que vesti, do clima ou de como me senti em relação a tudo aquilo em 30 de novembro. Esse dia deve ter sido sem graça. Não lembramos do que é sem graça. A menos que o jantar tivesse um significado especial, a menos que algo surpreendente ou emocionante tivesse acontecido durante a refeição, ou a menos que eu revisitasse a experiência daquele dia pensando nela e falando dela com frequência, é provável que ela seja esquecida.

Parte da razão pela qual não vou me lembrar da experiência de escovar os dentes hoje de manhã tem a ver com o hábito — aprendemos a ignorar o que é familiar e sem importância. E não podemos lembrar o que ignoramos. Lembrar requer dedicar nossa atenção à coisa a ser lembrada.

Por exemplo, digamos que seu marido estacione o Toyota Camry prateado na entrada da garagem todo fim de tarde às seis horas. Ele faz isso cinco noites por semana, semana após semana. Pela janela da cozinha você o vê estacionar, todo fim de tarde às seis. Mas você não tem nenhuma lembrança distinta de qualquer chegada específica, porque são todas muito parecidas.

Agora vamos imaginar que neste fim de tarde às cinco horas ele estaciona na entrada da garagem uma Ferrari vermelha, de drag, e o George Clooney está no banco do passageiro. Rapaz! Isso nunca aconteceu antes! Tudo em relação a esse acontecimento é incrível. Só o fator surpresa é suficiente para alçar essa tarde específica ao inesquecível-para-sempre, e você ainda vai contá-la para todo mundo que conhece, repassando a história várias vezes. *Cara, ele chegou na entrada da garagem, e você não vai acreditar!* A cada vez que conta, você reativa a memória, reforçando as vias neurais que contêm os detalhes do que vivenciou e tornando as lembranças mais sólidas.

Contudo, se a partir daí seu marido continuar a chegar em casa toda tarde às cinco numa Ferrari vermelha, de drag com seu parceiro George Clooney, bom, George perde a graça (difícil de imaginar, eu sei). Você vai continuar a se lembrar daquela primeira vez, mas não vai lembrar os detalhes da décima, da 42ª ou da 112ª, porque se habituou à ocorrência. Ela se tornou o mesmo que jantar espaguete, tomar café da manhã, escovar os dentes. O de sempre. Nada de mais. E o nada de mais é prontamente esquecido.

Momentos da vida impregnados de emoção são os que tendemos a lembrar a longo prazo: vitórias, fracassos, paixões, humilhações, casamentos, divórcios, nascimentos, mortes. Diversos estudos mostraram que a memória episódica para experiências afetivas é melhor recordada do que a de experiências neutras. No geral, quanto mais emocionante o acontecimento, mais vívida e ricamente detalhada a lembrança.

A emoção e a surpresa ativam uma parte do seu cérebro chamada amígdala, que, quando estimulada, envia sinais poderosos para o seu hipocampo que basicamente comunicam isto: *Ei, o que está acontecendo agora é superimportante. Você vai querer lembrar. Grave isso!* Então seu cérebro capta e reúne os detalhes contextuais envolvendo o que você vivenciou: onde estava, com quem estava, quando aconteceu, como se sentiu em relação àquilo e assim por diante. A emoção e a surpresa agem como tocadores de tuba de uma banda marcial que desfilam marchando pelo cérebro, despertando os circuitos neurais para o que está acontecendo. Acontecimentos rotineiros nunca são emocionantes ou surpreendentes.

Uma vez que as experiências que provocam uma reação emocional são também as que provavelmente importam para você, você tende a revisitá-las. Rememora e reconta essas histórias significativas e emocionalmente tocantes, tornando essas lembranças mais sólidas.

Se vivencia algo inesperado e excepcionalmente emocionante, você pode construir o que é conhecido como *memória vívida*. Onde você estava...

- Quando John F. Kennedy foi morto?
- Quando o ônibus espacial *Challenger* explodiu?
- Quando o veredicto de O. J. Simpson foi lido?

- Quando a Princesa Diana morreu?
- No dia 11 de setembro de 2001?
- Quando Trump foi eleito presidente?

A memória vívida não é fotográfica como o nome sugere, mas pode conter uma série de detalhes nítidos relacionados à informação episódica — onde você estava, com quem estava, a data, o que estava vestindo, o que você e os outros disseram, o clima, como se sentiu —, bem mais do que os que você lembra do dia anterior àquele evento ou do que aconteceu na semana passada. Por exemplo, consigo lembrar de vários momentos da manhã de 11 de setembro de 2001 em detalhes dolorosos, mas não sei lhe dizer coisa alguma a respeito da manhã anterior ou da manhã seguinte.

A memória vívida é a memória episódica para experiências que foram chocantes e significativas para você e evocaram *grandes* emoções — medo, raiva, luto, alegria, amor. Essas experiências inesperadas, importantes e carregadas de emoção se tornam lembranças que resistem ao desaparecimento e podem ser prontamente relembradas anos depois.

A memória vívida não tem de estar relacionada a eventos públicos. Pode ser pessoal — um acidente de carro ou a morte de um pai ou uma mãe. E não tem de ser negativa ou catastrófica — o dia em que seu marido lhe pediu em casamento, ou, se você for de Boston, quando os Red Sox venceram a World Series em 2004.

Se você tem uma memória vívida de um evento público, é porque sentiu uma conexão pessoal com ele. Tanto o veredicto do julgamento de O. J. Simpson quanto a morte da Princesa Diana podem ter sido chocantes, mas, se você se lembra desses eventos nos mínimos detalhes todos esses anos depois, então eles também devem ter se mostrado pessoais. Você ficou grudado na televisão por semanas assistindo ao julgamento de O. J. Simpson e se sentiu participando do veredicto. Você viu a Lady Diana se casar com o Príncipe Charles tantos anos atrás e a adora desde então deste lado do Atlântico.

Quando fico sabendo de um atentado à bomba na Inglaterra pelo noticiário, se me lembrar dele mais tarde, posso perguntar a uma amiga: "Você ficou sabendo do atentado à bomba na Inglaterra?" Estou relembrando e compartilhando fatos, mas, uma vez que vivo muito longe e não posso sentir o impacto emocional de cada escândalo global, minha lembrança de apreender essa notícia não vai passar no teste do tempo.

No entanto, tenho uma memória vívida do atentado à bomba na Maratona de Boston. Como Boston é a minha cidade natal, e como fiquei parada na linha de chegada da maratona muitas vezes, lembro nos mínimos detalhes onde eu estava, com quem estava e como me senti naquela segunda-feira de abril de 2013. O atentado foi chocante. Ele provocou medo e dor, e mostrou-se pessoal. Suponho que maratonistas do mundo inteiro sem nenhuma conexão com Boston tenham uma memória vívida desse evento também. Mas se você é do Kansas ou da Argentina e não é maratonista, pode saber que houve um atentado à bomba em determinado ano na Maratona de Boston (uma memória semântica), mas não lembra o que estava acontecendo na sua vida naquele dia quando soube da notícia.

Unidas, as memórias episódicas mais significativas criam a história da sua vida e são coletivamente chamadas de *memória autobiográfica*. São seus melhores momentos — o seu primeiro beijo, o dia em que você marcou o gol da vitória na conquista do campeonato, o dia em que você se formou na faculdade, o dia do seu casamento, o dia em que se mudou para a primeira casa, o dia em que foi promovido no trabalho, o nascimento dos seus filhos. Os momentos significativos que você guarda dentro dos capítulos da memória autobiográfica não são todos necessariamente histórias de arco-íris e unicórnios. Aquilo de que você se lembra depende do tipo de história de vida que está criando. Tendemos a armazenar as memórias que sustentam nossa identidade e perspectiva.

Minha amiga Pat tem a atitude mais positiva dentre todos que conheço. Eu apostaria que as lembranças autobiográficas da Pat estão repletas de risadas, gratidão e deslumbramento. Minha tia-avó Aggie, por outro lado, era uma reclamona crônica. A história de vida dela — as lembranças significativas que reteve do que aconteceu na vida dela — era uma narrativa trágica (quando era criança, eu de fato achava que o nome dela era Tia Agonia). Da mesma forma, se você acredita que é inteligente, é mais provável que lembre os pormenores das vezes que fez algo inteligente e é mais provável que esqueça as vezes que cometeu erros idiotas. Ao continuar evocando e recordando as histórias que ilustram como você é brilhante, você reforça a estabilidade dessas lembranças e da pessoa que acredita ser.

Para além dos detalhes emocionalmente neutros e desinteressantes de nossa rotina diária, e do que quer que seja posto de lado porque não se encaixa na história de quem somos, o que mais nós não lembramos? Quando se trata daquilo que aconteceu, não lembramos quase nada antes dos três anos de idade e muito pouco antes dos seis. Nossas primeiras memórias episódicas são as mais curtas dentre as histórias, instantâneos sensoriais inteiramente desconectados da narrativa coesa estrelada por você, o protagonista da sua vida. A idade média para uma primeira memória episódica da qual você consegue se lembrar quando adulto é de três anos. Recordações de antes dos três anos são exceções e normalmente envolvem o nascimento de um irmão ou irmã, a morte ou a doença grave de um pai ou mãe, a mudança para uma nova casa, um evento que foi inesperado, ou uma memória semântica baseada em histórias a seu respeito contadas várias vezes por outras pessoas.

A névoa espessa da amnésia da infância é suspensa mais ou menos aos seis ou sete anos. Agora aquilo que é lembrado está atrelado à sua história. Suas recordações a partir dos sete anos de idade são mais ou menos como assistir aos primeiros episódios da primeira temporada de uma série da Netflix sobre as recordações da sua vida, enquanto revisitar uma recordação dos quatro anos de idade pode ser mais ou menos como assistir a um trecho de um episódio no meio da temporada de algum outro programa.

Por que retemos tão poucas lembranças do que aconteceu quando éramos pequenos? O desenvolvimento da linguagem no nosso cérebro corresponde à nossa habilidade de consolidar, armazenar e recuperar a memória episódica. Precisamos das estruturas anatômicas e do circuito da linguagem para contar a história do que aconteceu, para organizar os detalhes das nossas experiências numa narrativa coerente que então pode ser revisitada e compartilhada mais tarde. Então, como adultos, só temos acesso às lembranças do que aconteceu quando possuímos habilidades linguísticas para descrevê-las.

Sem contar a memória vívida, de quais lembranças autobiográficas nos recordamos melhor? Ainda podemos nos recordar bastante bem do que aconteceu nos últimos dois anos, graças àquilo que é chamado de *efeito recente*. Não precisamos espanar muitas teias de aranha ou vasculhar demais no sótão para achar essas lembranças recém-criadas, então elas são fáceis de alcançar.

Mas é provável que a maior parte das memórias episódicas da vida estejam reunidas entre os quinze e os trinta anos. Chamadas de *curvas de reminiscências*, essas ocorrências são aquilo de que mais nos lembramos na vida. Por que isso acontece? Não sabemos ao certo, mas a maior parte dos cientistas acredita que é porque tantas primeiras vezes significativas estão comprimidas nesses anos — beijo, amor, carro, faculdade, sexo, emprego, casa, casamento, filhos. Durante esses anos, começamos a preencher a narrativa da nossa vida com propósito e significado. E, de novo, nosso cérebro lembra o que é significativo.

Precisamos de emoção, surpresa ou significado para criar e manter a memória episódica. Mas algumas pessoas neste mundo não necessitam de nenhum desses elementos para se lembrar do que aconteceu. Pessoas com memória autobiográfica altamente superior (HSAM, na sigla em inglês) podem lembrar os detalhes do que aconteceu em quase todos os dias das vidas delas dos últimos anos da infância em diante. Não importa se foi 11 de setembro de 2001 ou uma segunda-feira qualquer de 1986. Quem tem HSAM (menos de cem pessoas no mundo foram identificadas) lembra o que aconteceu todos os dias, independentemente de o dia ter sido extraordinário ou banal. Sem choque, emoção ou significado, cada dia para alguém com HSAM é recordado como uma memória vívida ou um primeiro beijo.

Se você der uma data para uma pessoa com HSAM, contanto que essa data abranja o período de vida da pessoa, ela pode lhe dizer em poucos segundos o dia da semana, a temperatura naquele dia, o que fez e com quem, o que aconteceu com ela e no mundo e como ela se sentiu a respeito disso. Esse feito aparentemente mágico não é realizado graças à contagem do calendário, a mnemônicas ou à prática de algum truque especial. E essas pessoas não estão no espectro autista do tipo *savant* que têm memória superior para fatos e informações.

As pessoas com HSAM têm memória normal para rostos, números de telefone, tarefas cotidianas e para onde puseram as chaves. Contudo, quando se trata de lembrar o que aconteceu, têm superpoderes ainda sem explicação.

Por exemplo, considere essas quatro datas:

- Vinte de julho de 1977
- Três de outubro de 1988
- Quinze de junho de 1992
- Quatro de setembro de 2018

Você consegue responder a cada uma destas perguntas em relação àquelas quatro datas?

- Qual era o dia da semana?
- Você consegue apontar algum acontecimento verificável e notório que ocorreu nessa data ou qualquer coisa que ocorreu um mês antes ou depois dessa data?
- O que aconteceu na sua vida nessa data?

Se você é como eu, não consegue se sair com muita coisa. Eu era caloura na faculdade em 3 de outubro de 1988, mas não tenho nenhuma lembrança específica dessa data, nem ideia de que dia da semana era, ou qualquer lembrança do que estava ocorrendo no mundo. Sou vaga em relação às outras datas também. Sei onde estava vivendo e o que, de modo geral, estava fazendo na época, mas não sou capaz de evocar nenhuma lembrança real dessas datas específicas.

Quando receberam esse teste, 97% das pessoas com HSAM disseram corretamente o dia da semana, 87% apresentaram um acontecimento verificável e 71% lembraram uma memória episódica. Compare esses resultados com aqueles obtidos conosco, os amadores — 14% apontaram o dia correto da semana (uma vez que a probabilidade de se estar certo por adivinhação é de uma para sete, esse percentual fica por conta do acaso), 1,5% lembrou um acontecimento verificável e 8,5% lembraram um acontecimento episódico. Lamentável.

Como as pessoas com HSAM retêm sem esforço e com precisão os detalhes e o dia da semana de quase qualquer data durante a vida delas (normalmente depois dos dez anos de idade)?

"Para mim, é fácil lembrar cada um dos dias de 1988", disse Marilu Henner, uma atriz de televisão, do cinema e da Broadway mais conhecida pelo papel como Elaine O'Connor Nardo no seriado cômico *Táxi* e uma das pouquíssimas pessoas neste planeta com HSAM. "É como me perguntar um endereço ou um número de telefone."

Quando perguntei se ela seria capaz de lembrar qualquer coisa dessas datas, suas respostas vieram no mesmo instante.

"20 de julho de 1977. Isso foi numa quarta-feira. Eu estava filmando *Irmãos de sangue* com o Richard Gere. Tinha me mudado para Los Angeles um mês antes. Naquele final de semana, fui para São Francisco com um namorado e Johnny [John Travolta]."

Para cada data, ela localizou primeiro, em segundos, o dia da semana. Então os eventos daquele dia e dos dias anteriores e seguintes começavam a enfileirar e se revelar.

"15 de junho de 1992. Foi uma segunda-feira. Ah, meu Deus, foi logo depois dos distúrbios em Los Angeles. A cidade inteira ainda estava fechada. Eu estava trabalhando na montagem de um vídeo de dança aeróbica. Fiquei editando o dia inteiro."

A data 14 de setembro de 2018 foi plantada, e no segundo em que acabei de pronunciá-la, Marilu disse: "Foi quando você veio assistir a *Gettin' the Band Back Together*. Era o último final de semana." Foi, de fato, o dia em que Marilu e eu nos conhecemos pessoalmente, logo depois de ela se apresentar naquele musical maravilhoso na cidade de Nova York.

Os cientistas localizaram nove regiões do cérebro que parecem aumentadas em pessoas com HSAM, mas ainda não sabemos se essas áreas maiores do cérebro conferem a esses sujeitos uma memória episódica tão extraordinária ou se ter HSAM leva as áreas a aumentarem. Para além dessa questão causal, sabemos que a memória episódica de pessoas com HSAM parece ser organizada no cérebro por categoria e então ancorada por uma data.

"É uma linha do tempo que eu percebo", Marilu me disse. "Não a vejo. Eu a sinto. Posso ir até lá. Está alinhada da esquerda para a direita, mas não é visual. Funciona em blocos."

Marilu se lembra dos detalhes de todas as vezes em que ouviu "Hey Jude" dos Beatles ou comeu no Tom's Diner. Toda data do calendário está ligada ao dia da semana, ao que ela comeu no almoço e a quais sapatos usou, todos prontamente evocados. Ela atinge 99º no percentil por se lembrar do que aconteceu no ano passado — todos os 365 dias. Experiências emocionantes, significativas ou surpreendentes não são para ela nem um pouco mais fáceis de lembrar do que as banais. São todas a mesma coisa, todas memoráveis. A maior parte das pessoas só lembra de oito a dez acontecimentos de qualquer ano. Essa escassez de memória episódica é tão incompreensível para Marilu quanto a abundância de memória episódica dela o é para o restante de nós.

Enquanto Marilu encara sua condição como um superpoder importante, outros com HSAM se sentem amaldiçoados. Eles lembram prontamente e em detalhes nítidos e excruciantes os dias mais terríveis e dolorosos das vidas deles — os términos, as mortes, cada erro e arrependimento, cada perda e humilhação. Para esses sujeitos, esse superpoder da memória parece mais uma tragédia grega. Concederam-lhes o desejo supremo de ser capazes de lembrar cada coisa que acontece, e eles são atormentados pelo sofrimento.

Embora Marilu também consiga lembrar cada momento doloroso da vida dela, ela não remói essas ocasiões. Ela decide aprender com os tropeços da vida e, como minha amiga Pat, se concentrar no que é positivo. Tenha ou não HSAM, as memórias episódicas com as quais escolhe gastar tempo dependem em grande parte de você.

Uma vez que a maioria de nós não é equipada com HSAM, como podemos aprimorar a retenção da memória episódica, tanto a significativa (como você comemorou o seu aniversário de casamento no ano passado) quanto a banal (se você tomou seu antialérgico hoje de manhã)? Há alguma coisa que possa nos ajudar a lembrar mais do que oito a dez acontecimentos da memória episódica deste ano?

SAIA DA ROTINA. Vá para uma nova cidade nas férias, troque os móveis de lugar, comemore um meio aniversário, coma em um novo restaurante, alugue o carro dos seus sonhos por um final de semana. Dias desenxabidos e sem graça são o beijo da morte quando se trata de lembrar o que aconteceu.

LARGUE OS APARELHOS E OLHE PARA CIMA. Você não consegue lembrar aquilo em que não repara, e não vai enxergar o que está acontecendo ao seu redor se seu olhar estiver grudado no celular. Sua melhor amiga do jardim de infância pode ter parado bem na sua frente na fila da Starbucks ontem, mas você perdeu por completo esse reencontro memorável regado a café gelado porque passou o tempo todo navegando no Facebook. O adulto estadunidense médio hoje passa quase doze horas por dia diante de algum tipo de tela. Se está dormindo oito horas por noite, isso significa que sua experiência consciente fora das telas dura apenas quatro horas por dia. Se quiser ter lembranças ricamente detalhadas e tridimensionais do que está acontecendo na sua vida, você tem que sair daí e viver no mundo tridimensional.

SINTA. As experiências emocionantes são mais bem recordadas do que as neutras. Se quiser uma lembrança mais sólida das coisas que aconteceram, se conecte com seus sentimentos.

REFORCE. A repetição torna as suas lembranças mais sólidas. Refletir a respeito do que aconteceu, tagarelar sobre isso com suas amigas no telefone e relembrar com regularidade vão ajudar a reter essas lembranças.

MANTENHA UM DIÁRIO. Anotar uma das experiências do dia de hoje não só aumenta a probabilidade de que você vai lembrar da experiência no futuro, mas também as informações que registra podem servir de pistas para desencadear a recordação do que quer que tenha acontecido hoje. O psicólogo Willem Wagenaar manteve um diário por mais de seis anos, registrando 2.402 acontecimentos episódicos. Apenas tirar um tempo para escrever essas entradas diárias era um jeito poderoso de repassar essas memórias episódicas. Além de escrever cada entrada, ele nunca relia o que escrevia, então não havia oportunidades adicionais para repassá-las. Quando mais tarde um colega testou sua memória, o pesquisador descobriu que, se lhe dessem pistas suficientes (ele com frequência pedia mais de uma), Wagenaar conseguia lembrar oitenta por cento dos acontecimentos diários dos últimos seis anos. Manter um diário funciona!

USE AS REDES SOCIAIS. Eu sei, eu sei. Acabei de dizer para você largar os aparelhos. E definitivamente há um lado sombrio considerável quando se trata de redes sociais, mas elas também podem ser usadas como uma força do bem, ou pelo menos para reforçar sua memória episódica. Navegar no seu Instagram ou nos seus perfis em redes sociais pode ser um passeio adorável pelo túnel do tempo, cada fotografia e legenda correspondente servindo como uma pista poderosa, disparando a recordação do que aconteceu. A cronologia das suas lembranças fica bem preservada ali, com as experiências registradas mais recentemente dispostas no alto da página, auxiliando seu cérebro no reconhecimento de quando as coisas aconteceram. Se você não usa redes sociais, olhar um álbum de fotos ou as fotos salvas no seu celular também vai funcionar.

REGISTRO DE VIDA. O seu cérebro não é uma câmera filmadora, e a sua memória não é um registro de tudo o que foi percebido por você. Contudo, cada vez mais o desenvolvimento tecnológico pode servir como extensão de seu cérebro e memória, transformando em realidade essa noção de ficção científica de registrar a vida. Câmeras portáteis, gravadores de áudio e vários aplicativos podem coletar informações digitais das atividades diárias através de imagem, vídeo e som que depois podem ser revistas, revividas e, bem, relembradas. Por exemplo, câmeras pequenas usadas normalmente em torno do pescoço podem tirar fotos e assinalar sua localização a cada trinta segundos, o dia todo, criando um registro autobiográfico digital do seu dia. Rever essas imagens solidifica sua memória do que aconteceu naquele dia e pode servir como uma deixa para a recuperação da memória.

Agora que você sabe alguma coisa sobre a memória episódica — como emoção, surpresa, significado, reflexão e recapitulação desempenham todos um papel na sua habilidade de lembrar o que aconteceu na sua vida —, permita-me deixá-lo com o seguinte. Seja o dia em que a Princesa Diana morreu, seu primeiro beijo, a noite em que você viu um show do Coldplay ou a primeira vez que seu marido chegou em casa em uma Ferrari vermelha com o George Clooney, suas lembranças do que aconteceu... estão erradas.

PARTE II

Por que esquecemos

7
Suas lembranças (do que aconteceu) estão erradas

Sua memória episódica está repleta de distorções, adições, omissões, elaborações, confabulações e outros equívocos. Basicamente, suas lembranças do que aconteceu estão erradas. Espere um segundo. Gastei um tempão neste livro até agora demonstrando que o nosso cérebro é "fenomenal" em lembrar qualquer coisa que seja afetiva, surpreendente, significativa e repetida. Agora estou lhe dizendo que suas lembranças do que aconteceu estão erradas? As duas afirmações estão corretas.

Acompanhe-me. Entender como e por que a memória episódica é falível pode ser estranhamente reconfortante. Para cada etapa no processamento da memória — codificação, consolidação, armazenamento e recuperação —, a lembrança do que aconteceu é vulnerável à edição e a imprecisões. Antes de mais nada, só podemos introduzir no processo de construção da memória aquilo em que reparamos e a que prestamos atenção em primeiro lugar. Uma vez que não somos capazes de reparar em tudo em todos os momentos que se desdobram diante de nós, só codificamos e mais tarde lembramos certas fatias do que aconteceu. Essas fatias vão conter somente os detalhes pelos quais nossas tendências foram seduzidas e que capturaram nosso interesse. Então minha lembrança do que aconteceu no Natal passado será diferente daquela que meu filho recorda, e nem a lembrança dele nem a minha vão abarcar o cenário completo — toda a verdade, por assim dizer. De saída, nossa memória episódica é incompleta.

Então, você poderia pensar que, fossem quais fossem os detalhes em que reparou e que apreendeu em uma lembrança, eles seriam pelo menos precisos, embora incompletos. Nada disso. Pense na memória episódica como uma criancinha inocente da pré-escola que acredita piamente em cada princesa cantora e rato bípede gigante que vê na Disney. Ela é crédula e afoita para cooperar. Lembranças nascentes são altamente suscetíveis a influências e à edição criativa, sobretudo durante o período — horas, dias e mais — em que essas lembranças estão sendo consolidadas antes de serem submetidas à memória de longo prazo.

No processo de consolidar uma memória episódica, seu cérebro é como um *chef* de cozinha doido e cleptomaníaco. Enquanto mistura os ingredientes daquilo em que você reparou em qualquer lembrança particular, a receita pode mudar, com frequência de forma dramática, com adições ou subtrações fornecidas pela imaginação, pela opinião ou por suposições. A receita também pode ser distorcida por um sonho, por algo que você leu ou ouviu, por um filme, uma fotografia, uma associação, por seu estado emocional, pela memória de outra pessoa ou até por uma simples sugestão.

Uma vez armazenadas, as lembranças do que aconteceu ainda não estão a salvo de alterações. Deixadas para lá, as lembranças podem se deteriorar com o passar do tempo. As conexões neurais físicas podem literalmente se retrair e desaparecer, apagando parte da lembrança do que aconteceu, ou até a lembrança toda.

Além disso, toda vez que recuperamos uma lembrança armazenada do que aconteceu, é altamente provável que a transformemos. Como descrito anteriormente, quando recuperamos uma lembrança de algo que aconteceu, estamos reconstruindo a história, não assistindo à gravação. A memória não é um estenógrafo de tribunal repassando exatamente aquilo que foi dito. Quando lembramos o que aconteceu, no geral coletamos apenas alguns dos detalhes que armazenamos. Omitimos pedaços, reinterpretamos trechos e distorcemos outros à luz de novas informações, do novo contexto e da nova perspectiva que estão disponíveis agora, mas não estavam disponíveis na época. Com frequência, inventamos novas informações, muitas vezes imprecisas, para preencher lacunas na memória, de modo a tornar a narrativa mais completa ou mais agradável. O que nos lembramos do passado também é influenciado pela maneira como nos sentimos no presente. Nossas opiniões e nosso estado emocional atuais colorem aquilo que lembramos do que aconteceu no ano passado. Ao revisitar a memória episódica, portanto, com frequência a reformulamos.

Algo interessante ocorre então. Reconsolidamos e restauramos essa versão 2.0 da memória, a versão transformada, e *não* a original. Reconsolidar uma memória episódica é como apertar SALVAR no Microsoft Word. Quaisquer edições que tenhamos feito são salvas nos circuitos neurais dessa memória. A versão anterior da memória que acabamos de evocar se foi. Reformatamos uma memória episódica toda vez que a recordamos, e essa edição nova e atualizada é a versão que recuperaremos da próxima vez que visitarmos a lembrança.

Como você pode imaginar, depois de várias recordações de determinada memória episódica, há a possibilidade de que ela se desvie um bocado da original. A sua lembrança do que aconteceu, se comparada ao que realmente ocorreu, pode lembrar bastante a brincadeira do telefone sem fio, em que a frase original é contaminada no decorrer de uma série de retransmissões sussurradas. Assim como "Rosas vermelhas têm caules espinhosos" mais cedo ou mais tarde se torna "Mimosas orelhas têm três curiosos" no telefone sem fio, as lembranças que você compartilha várias vezes com os amigos e a família não são registros precisos do que realmente aconteceu.

Até que ponto, então, a memória episódica é inexata? São muitas as possibilidades. Primeiro, nosso cérebro pode, a partir das perguntas corretas, ser ludibriado para acreditar que lembra algo que nem sequer vivenciamos. Em diversos estudos, pesquisadores ofereceram informações fictícias aos indivíduos para ver se lembranças podiam ser falsamente criadas ou contaminadas. Os investigadores contaram a esses sujeitos desavisados histórias falsas sobre um evento autobiográfico, dizendo ter ouvido essas histórias dos pais e familiares.

Lembra que você foi dar uma volta em um balão de ar quente? Lembra que se perdeu em um shopping quando tinha seis anos? Lembra que derramou ponche vermelho no vestido da noiva no casamento do seu primo? Os pesquisadores fizeram perguntas parecidas aos indivíduos a respeito de eventos que nunca haviam de fato acontecido e elaboraram fotografias manipuladas e detalhes adicionais, tudo inventado. Como esses indivíduos responderam a esses relatos fictícios? De 25 a cinquenta por cento das pessoas nos estudos insistiram que lembravam de detalhes de experiências que nunca aconteceram!

Me lembro de dar uma volta naquele balão. Era vermelho. Estava com minha mãe e meu irmãozinho. Quando confrontada com as perguntas certas, nossa memória episódica se torna uma criancinha na Disney — pronta e disposta a acreditar em qualquer coisa.

Em outro estudo, pesquisadores pediram que os indivíduos compartilhassem quaisquer lembranças que tivessem do vídeo do avião sequestrado que caiu na Pensilvânia em 11 de setembro de 2001. As pessoas eram entrevistadas e recebiam um questionário para pôr à prova aquilo de que se lembravam. Treze por cento ofereceram lembranças detalhadas do vídeo durante a entrevista, e 33% relataram lembranças específicas no questionário. No entanto, cem por cento dessas lembranças eram falsas. Temos imagens dos aviões que caíram em Nova York e em Washington no 11 de setembro, mas não existe vídeo da queda nos campos da Pensilvânia. As pessoas entrevistadas acreditavam se lembrar de detalhes de um vídeo que não existe.

Uma vez que a memória episódica se torna vulnerável a influências externas sempre que a recuperamos, a informação falsa também pode ser gradativamente assimilada toda vez que recordamos alguma coisa, deformando a lembrança do que vivenciamos. A contrabandista de desinformação mais comum e mais eficiente na memória episódica é a linguagem: as palavras que nós, e os outros, usamos. Em um dos meus estudos clássicos favoritos nessa área, dois pesquisadores mostraram às pessoas um vídeo de um acidente de carro, assegurando que todos esses sujeitos teriam a mesma lembrança original do que viam.

Depois, fizeram aos indivíduos uma das seguintes perguntas:

- Em qual velocidade você diria que os carros estavam andando quando arrebentaram um ao outro?
- Em qual velocidade você diria que os carros estavam andando quando colidiram um com o outro?

- Em qual velocidade você diria que os carros estavam andando quando bateram um no outro?
- Em qual velocidade você diria que os carros estavam andando quando atingiram um ao outro?
- Em qual velocidade você diria que os carros estavam andando quando entraram em contato um com o outro?

A lembrança da velocidade dos carros no vídeo do acidente era significativamente influenciada pelo verbo usado — a simples substituição de uma palavra. Os indivíduos que recebiam a palavra *arrebentaram* se lembravam dos carros andando a uma velocidade dezesseis quilômetros por hora mais alta do que os sujeitos que escutavam a palavra *contato*. As pessoas reconstruíam sua lembrança do que aconteceu para combinar com a intensidade do verbo oferecido, incorporando esse ajuste na memória durante a recordação.

Em um estudo parecido, três grupos de indivíduos assistiram a um vídeo de uma batida envolvendo vários carros.

- Perguntaram ao primeiro grupo: "Qual a velocidade em que os carros estavam andando quando arrebentaram um ao outro?"
- Perguntaram ao segundo grupo: "Qual a velocidade em que os carros estavam andando quando atingiram um ao outro?"
- Não fizeram ao terceiro grupo nenhuma pergunta a respeito da velocidade dos carros.

Uma semana depois, fizeram a todos a mesma pergunta:

- "Você viu algum vidro quebrado no vídeo?"

Trinta e dois por cento se lembravam de vidro quebrado se antes lhes tivessem perguntado: "Qual a velocidade em que os carros estavam andando quando arrebentaram um ao outro?" Se lhes tivessem perguntado "Qual a velocidade em que os carros estavam andando quando atingiram um ao outro?", só catorze por cento se lembravam de vidro quebrado, o mesmo percentual do grupo ao qual não fizeram pergunta alguma a respeito da velocidade. Como você pode adivinhar a essa altura, não havia nenhum vidro quebrado no vídeo. Então todos que se lembravam de vidro quebrado se lembravam de ter visto algo que na verdade nunca viram.

Uma vez que é bem fácil manipular a memória episódica com a linguagem e com perguntas capciosas, não iríamos querer confiar nela para decidir questões importantes como veredictos de tribunais e penas de prisão, certo? Quase metade dos estadunidenses acredita que o depoimento — e portanto a memória — de uma testemunha ocular são suficientes para condenar um réu. Até setembro de 2019, 365 pessoas inocentes presas foram absolvidas a partir de exames de DNA nos Estados Unidos. Dessas, aproximadamente 75% haviam sido consideradas culpadas com base no depoimento de uma testemunha ocular. Portanto, todas essas lembranças das testemunhas oculares estavam erradas.

Em um estudo publicado em 2008, pesquisadores mostraram aos indivíduos um vídeo de um crime falso em um supermercado. O "ladrão" roubou uma garrafa de bebida. Havia dois espectadores presentes no vídeo. Um andava pelo corredor das bebidas; o outro estava parado na seção de hortifruti. Em seguida, mostraram aos indivíduos uma fileira de homens, nenhum dos quais era o ladrão. Repito: o ladrão *não estava* na fileira. Dos indivíduos postos à prova, 23% escolheram o espectador inocente que estava andando pelo corredor das bebidas, e 29% escolheram o cara que tinha ficado parado na seção de hortifrúti. Então mais da metade escolheu o cara errado — com base na lembrança do que tinha acontecido.

Não estou dizendo que a memória episódica de todas as testemunhas oculares está errada. Contudo, algumas dessas memórias com certeza estão. Em outro estudo, as pessoas assistiram a um vídeo de trinta segundos de um assalto a banco. Vinte minutos depois, metade dos indivíduos teve cinco minutos para escrever o que havia visto. A outra metade foi mantida ocupada por um período de tempo equivalente com uma tarefa independente. Então, pediram a todos para selecionar o assaltante do banco em uma fileira. Dentre os que não haviam escrito nada, 61% escolheram o ladrão, mas só 27% dos que escreveram escolheram o ladrão. Note que, no melhor dos casos, apenas dois terços das pessoas que testemunharam o assalto ao banco eram capazes, menos de meia hora depois, de se lembrar corretamente da aparência do ladrão. E escrever a respeito do que haviam visto comprometeu drasticamente a habilidade delas de lembrar com exatidão o que testemunharam somente alguns minutos antes.

Anotar algo permite que você repasse e solidifique a lembrança dos detalhes a respeito dos quais escolheu escrever, mas essa ação também pode impedi-lo involuntariamente de repassar, e de recordar mais tarde, quaisquer detalhes que não incluiu. Pôr qualquer experiência sensorial em palavras distorce e limita a lembrança original da experiência. Como escritora, acho esse fenômeno mais do que um pouco desalentador.

Da mesma forma, até mesmo falar a respeito da lembrança do que aconteceu estreita essa lembrança. A história falada do que aconteceu é primeiro reduzida pela capacidade limitada da linguagem de descrever as imagens, os sons, os cheiros, os sentimentos e outras impressões de qualquer experiência. E escolhemos a dedo apenas alguns detalhes quando descrevemos o que ocorreu.

Depois que falamos a respeito de algo que aconteceu, essa versão enxugada da lembrança é salva, e então perdemos a lembrança original e mais completa. Da próxima vez que falarmos dessa lembrança, talvez deixemos um detalhe de fora. Não mencionamos que estava chovendo, por exemplo. Quando vamos recontar o que aconteceu pela terceira vez, a chuva sumiu da memória. Então, no instante em que uma memória episódica sai da minha boca, ela contém menos informações do que a memória original continha.

No entanto, uma memória episódica também pode se expandir com informações que forneço de forma criativa ou tomo emprestadas de outras fontes. Posso adicionar um pedacinho de informação, algum contexto ou interpretação, um embelezamento que torna a história um pouquinho melhor ou algum novo fato que ouvi de um amigo. Esse novo detalhe é incorporado à memória daquele acontecimento no meu cérebro.

Digamos que você esteja compartilhando uma história da infância sobre a vez em que você e seu irmão emboscaram a florista na porta da frente da sua casa com discos de plástico disparados por uma arminha de brinquedo (desculpa!), e seu irmão diz:

— É, e ela não parava de tocar a campainha.

Você não lembra, mas acredita nele. Da próxima vez que evoca essa lembrança, você vê na mesma hora aquela florista tocando a campainha sem parar. É assim que *você* passa a recordar o acontecimento.

Ou digamos que houve um incêndio no prédio do seu escritório dois dias antes e todo mundo foi evacuado. Você se lembra de sair do prédio com calma, de ficar de pé no estacionamento por mais ou menos uma hora, de sentir certo incômodo, sem saber se era uma simulação ou se era um incêndio de verdade. Ontem, quando seu colega contou a história, ele comentou que alguém tinha defumado um peru no refeitório do escritório e o defumador tinha pegado fogo. A cozinha inteira estava em chamas e havia fumaça para todo lado. Seu escritório fica bem perto da cozinha no corredor. Você podia ter morrido!

Hoje, quando compartilha a lembrança do incêndio, você descreve como mal conseguia enxergar o trajeto pela escada através da fumaça. Esse tipo comum de erro da memória é chamado de *confabulação*. A informação fornecida pelo seu colega se enfiou na sua memória episódica. Você não está mentindo conscientemente. De novo, a memória episódica é uma criancinha ingênua, e criancinhas acreditam em Papai Noel. A sua memória do incêndio no escritório acredita que o ar estava espesso de fumaça enquanto você tentava chegar até a escada de emergência.

Como pode ver, a cada recordação nossas lembranças do que aconteceu podem encolher, se expandir e se metamorfosear de jeitos interessantes e com frequência inexatos, desviando-se de forma significativa da lembrança original e não verbalizada que primeiro foi criada no nosso cérebro. Ironicamente, se você anotar o que aconteceu hoje, é provável que vá limitar aquilo de que se lembra aos detalhes que escolheu registrar. Você vai reforçar qualquer coisa a respeito da qual fala, mas essa lembrança será deformada na medida em que continua a tagarelar. Mas lembranças não repetidas ou não compartilhadas provavelmente vão parar na pilha de cinzas. Quando se trata das nossas lembranças do que aconteceu, o melhor que nosso cérebro é capaz de fazer é imperfeito.

E quanto às memórias vívidas, aquelas lembranças das quais você tem convicção, nitidamente coloridas, de acontecimentos carregados de emoção ou surpreendentes? Elas são mais robustas que sua memória episódica comum ou estão, da mesma forma, sujeitas à edição e à desinformação? A memória vívida definitivamente parece ser recordada de forma bem mais intensa do que a memória episódica banal, mesmo anos depois, e isso reforça nossa crença na sua durabilidade e exatidão. Uma vez que é rica em detalhes, ela deve ser mais fiel à verdade do que a memória episódica comum, certo? Mas essa confiança é atribuída de forma equivocada. A memória vívida é tão incompleta, distorcida e equivocada quanto a memória episódica.

Pense nisto: na terça-feira, 28 de janeiro de 1986, às 11h39, o ônibus espacial *Challenger* decolou para o céu azul límpido da Flórida transportando sete astronautas, incluindo Christa McAuliffe, que também era a primeira professora a ir para o espaço. Aos 73 segundos de voo, logo depois de a tripulação receber autorização da central de comando para seguir em velocidade máxima, o principal tanque de combustível explodiu. Plumas brancas fantasmagóricas serpenteavam pelo céu enquanto a nave espacial inteira se desintegrava e o mundo assistia. Não houve sobreviventes.

Trinta e cinco anos depois, eis minha memória vívida da explosão do *Challenger*. Era hora do almoço, e eu estava no refeitório do colégio. Estava carregando um prato de batatas fritas e catchup na bandeja quando vi a explosão. Uma televisão tinha sido instalada no refeitório, assim os estudantes e os professores poderiam assistir àquele evento histórico. Eu me lembro do silêncio e do horror.

Nada mau para uma terça-feira de janeiro 35 anos atrás, sobretudo porque sou incapaz de lhe dizer qualquer detalhe do dia anterior ou do seguinte. Mas alguma dessas informações da minha memória é exata?

Como uma aluna do primeiro ano do ensino médio, 11h40 poderia facilmente ser meu horário de almoço. Então essa parte do meu relato provavelmente está correta, mas conheço o bastante a respeito de memória episódica para não insistir nela. Já que não mantinha um diário naquela época, e não existe outro registro do que testemunhei naquela manhã, não tenho nenhuma maneira de me certificar de que realmente havia uma televisão no refeitório do colégio, que estava comendo batatas fritas (em 1986 eu definitivamente não tinha aprendido hábitos de alimentação saudáveis!), ou que sequer estava no refeitório quando o *Challenger* explodiu. Os detalhes dessa memória vívida têm a mesma probabilidade de serem verdadeiros, falsos ou deturpados. Se tivesse de apostar dinheiro, apostaria que pelo menos um detalhe inteiramente falso se infiltrou nessa memória vívida.

Eis o porquê. Não registrei o que testemunhei naquele dia trágico, mas os psicólogos Ulric Neisser e Nicole Harsch sim. Vinte e quatro horas depois de o ônibus explodir, eles fizeram a alguns estudantes de Introdução à Psicologia em Emory College uma série de perguntas:

- Onde você estava?
- O que estava fazendo?
- Quem estava com você?
- Como você se sentiu?
- Qual era a hora do dia?

Eles também pediram aos estudantes para classificar sua confiança na precisão de cada resposta, de um (só chutando) a cinco (certeza).

Então, no outono de 1988, dois anos e meio depois, deram aos mesmos estudantes as mesmas perguntas e analisaram suas respostas — a memória episódica — em contraste com as lembranças originais. Até que ponto a memória episódica deles era confiável? Ninguém acertou cem por cento, o que significava que, depois de dois anos e meio, ninguém forneceu repostas que batiam com as respostas das 24 horas. Vinte e cinco por cento não acertaram nada. Todas as respostas que eles deram eram diferentes do que haviam relatado logo depois da explosão. Apenas dois anos e meio depois, as lembranças do evento eram incorretas. Metade dos estudantes conseguiu lembrar de forma correta da resposta para apenas uma das perguntas.

Como detalhe final, os pesquisadores perguntaram aos estudantes se eles haviam respondido àquelas perguntas antes. Só 25% disseram que já tinham, e 75% estavam certos de que nunca tinham visto o questionário.

Então havia *muitos* erros nas lembranças desses jovens adultos apenas dois anos depois. O quanto você acha que minha lembrança dessa explosão é exata, 35 anos atrás? Eu me lembro de estar no refeitório do colégio, comendo batatas fritas e assistindo à explosão na televisão com meus colegas. Mas talvez estivesse em casa doente naquele dia, comendo canja de galinha sozinha na cozinha às 11h40 e tenha assistido à explosão no noticiário com meu irmão e com meus pais naquela noite. Mesmo mais de três décadas depois, me sinto bem convicta da precisão da minha memória vívida da explosão. Mas meu alto nível de convicção significa que minha memória é precisa?

Não. Você pode estar cem por cento convicto da sua memória vívida e ainda assim estar cem por cento equivocado. Se voltarmos aos estudantes de Emory, independentemente do quanto tenham pontuado na precisão, eles tinham um alto nível de confiança no que relataram ter lembrado — mesmo quando demonstrado que estavam errados.

Na primavera de 1989, esses mesmos estudantes receberam suas duas séries de respostas ao questionário. Quando eram confrontados com as várias discrepâncias entre a lembrança mais recente da explosão e o relato original, eles acreditavam na precisão da lembrança evocada há menos tempo, a versão errada. Neisser e Harsch presumiram, de forma incorreta, que os detalhes da original — na própria letra dos estudantes, inclusive — serviriam como uma pista poderosa para os estudantes, acionando a lembrança precisa do que haviam de fato testemunhado em 28 de janeiro de 1986. Isso, no entanto, não aconteceu. Os sujeitos estavam agarrados às histórias mais recentes e quebravam a cabeça diante da divergência, embasbacados com o próprio relato original. "Ainda penso nisso de forma invertida", disse um. As lembranças estavam alteradas de modo permanente. E erradas.

Conhecendo o que sabemos sobre a memória episódica, essa crença na precisão da lembrança revisitada faz todo o sentido. Sempre que extraímos uma memória episódica da estante cortical, ela se torna vulnerável à mudança e, antes de guardá-la de volta, substituímos a versão que acabamos de reaver pela nova edição, contendo qualquer alteração que fizemos. Portanto, supondo que todos falaram ou pensaram na explosão do ônibus espacial pelo menos uma vez depois de preencher o questionário original, o relato original da explosão havia sido apagado havia muito tempo, substituído por versões mais recentes da lembrança, atualizações que podem ser involuntariamente desviadas para mais e mais longe daquilo que aconteceu.

Digamos que você e sua amiga da escola estejam recordando a vez em que pegaram o carro para ver um show do Jimmy Buffett vinte anos atrás. Digamos também que você não tenha pensado nessa lembrança desde que foi ao show. Compartilhando a lembrança, sua amiga oferece um detalhe que ativa parte da experiência que você havia esquecido.

— Lembra, a Jen veio com a gente — diz ela.

— Ah, meu Deus, é verdade! — responde você. — Esqueci que ela estava lá, mas agora eu lembro. Ela estava no banco de trás.

Esse detalhe ainda está armazenado no seu cérebro, porém as associações neurais que conectam "Jen" ao resto da lembrança estavam enfraquecidas e não foram prontamente ativadas por conta própria sem uma pista adicional. É claro, como você deveria saber a essa altura, vocês duas poderiam estar erradas. Talvez Jen tenha ido com vocês ao show dos Rolling Stones, não do Jimmy Buffett. Ou ela estava no banco da frente, não no de trás. Mesmo assim, aquilo de que consegue se lembrar depende em grande parte das pistas para a recuperação que estão à sua disposição.

Digamos que Jen tenha ido, de fato, de carona com vocês para o show. Agora digamos que, em vez de não pensar na lembrança por duas décadas, você rememorou o show várias vezes ao longo dos últimos vinte anos, mas, toda vez, deixou de incluir Jen na lembrança que recuperou. Lembre: você solidifica e consolida a versão mais recente de cada recordação. Uma vez que esqueceu de incluir Jen em qualquer uma dessas atualizações, você pode ter extraviado o detalhe de forma permanente. "Jen" pode não ser mais associada, mesmo da forma mais tênue, à lembrança. Nesse caso, é provável que você não acredite na lembrança que sua amiga tem do evento.

— Não, a Jen não estava no banco de trás! — diria você. — Desculpa, não lembro nem que ela foi.

Você vai se agarrar à história da lembrança da forma como a recorda, mesmo diante de fortes provas contrárias, igual aos estudantes de Emory que não acreditavam nos próprios relatos escritos à mão da explosão do *Challenger* de poucos anos antes.

Em suma, nossa lembrança do que aconteceu pode estar correta, errada ou algo entre essas duas coisas. Então, da próxima vez que sua esposa ou seu marido insistir que lembra o que aconteceu e a história não bater com o que você lembra, não precisa subir nas tamancas. Entenda que é provável que vocês dois conservem involuntariamente informações distorcidas no que diz respeito àquela lembrança compartilhada, e se acostume a não saber com certeza toda a verdade do que realmente aconteceu.

8
Na ponta da língua

Outro dia não conseguia lembrar o nome do ator que interpretou o Tony Soprano na série da HBO *The Sopranos*. Eu tinha certeza de que sabia o nome dele, mas não conseguia evocá-lo. Sabia que ele tinha morrido de forma inesperada durante umas férias na Itália. A personagem da esposa dele, Carmela, era interpretada pela Edie Falco. Ele estava naquele filme lindo com a Julia Louis-Dreyfus. Conseguia visualizá-lo internamente. Conseguia ouvir o som da voz dele. Passeei pelo alfabeto em busca da primeira letra. *A*? Anthony? Não, é o nome do personagem, não o nome verdadeiro dele. *J*? Parece promissor. John? Jack? Jerry? Não, não é nenhum desses.

Sabia que o nome dele estava armazenado em algum lugar do meu cérebro, e me sentia vagamente próxima, mas não conseguia topar com ele. Conseguia recuperar tantos outros detalhes a respeito dele que sentia que tinha de estar na vizinhança neural certa. Na faculdade, no tempo antes da internet e quando a pesquisa requeria uma incursão à biblioteca, alguns dos meus colegas competitivos e inescrupulosos às vezes obtinham qualquer informação que fosse necessária em uma revista encadernada e aí a escondiam para impedir outros estudantes de completarem a tarefa. Procurar o nome verdadeiro do Tony Soprano nos circuitos da mente foi como procurar nas lombadas das revistas na biblioteca da faculdade, encarando o trecho vazio na estante onde a informação que eu precisava deveria estar. A pergunta ficou girando na minha cabeça durante horas, me incomodando, obcecada por recuperar a lembrança. Distraída, me sentindo implacavelmente perseguida, finalmente desisti e joguei no Google.

ATOR QUE INTERPRETOU O TONY SOPRANO
James Gandolfini

É isso! Doce alívio.

Uma das experiências mais comuns de lapsos de memória é conhecida como *bloqueio* ou *na ponta da língua* (PDL, ou TOT, sigla em inglês para *tip of the tongue*). Você tenta se lembrar de uma palavra, em geral do nome de uma pessoa ou de uma cidade, ou do título de um filme ou de um livro. Você sabe que sabe a palavra ou a expressão esquiva, mas não consegue, apesar de tudo, recuperá-la sob demanda. Essa palavra bloqueada não está esquecida. Está armazenada em algum lugar do seu cérebro, escondendo-se como um cachorrinho travesso que não aparece quando chamado. Temporariamente, no entanto, você não consegue fornecê-la.

Por que isso acontece? Todas as palavras têm representações neurais e conexões associadas no seu cérebro. Alguns neurônios armazenam os aspectos visuais das palavras — sua imagem em letras impressas. Outros neurônios armazenam a informação conceitual das palavras — o que a palavra significa, toda percepção sensorial e emoção associada a ela, qualquer experiência prévia que você tenha tido com ela. Outros estão encarregados da informação fonológica. Esses neurônios guardam a maneira como a palavra soa quando falada e são necessários para a pronúncia verbal da palavra, tanto em voz alta quanto na sua cabeça.

O bloqueio pode ocorrer quando há uma ativação apenas parcial ou fraca dos neurônios que se conectam à palavra da qual você está em busca. *Qual o nome dela? Sei que começa com L, mas só isso.* Sem outras ativações neurais, fico presa aí.

Isso também pode acontecer quando há ativação insuficiente entre a informação armazenada sobre a palavra e a grafia ou o som daquela palavra, razão pela qual eu conseguia pensar em tantas informações a respeito do ator que interpretou o Tony Soprano, mas não conseguia fornecer o nome dele. Estava na ponta da minha língua, mas o nome não saía da minha boca. Não conseguia pronunciá-lo.

De um terço à metade desses casos normalmente se resolvem sozinhos. De repente a palavra brota na consciência algum tempo depois. Você está no chuveiro, e — puf! — a palavra vem à mente. Ou está na cama tentando pegar no sono, e bam!, James Gandolfini. Às vezes, você simplesmente esbarra em uma pista que se revela forte o bastante para disparar a ativação e a recuperação da palavra.

O alívio também pode vir da ajuda externa. Você pergunta para alguém que oferece a resposta, ou joga no Google como eu fiz para lembrar quem interpretou o Tony Soprano. Você reconhece a resposta na hora. *Sim, é isso!*

Durante uma experiência PDL, às vezes recebemos uma prévia da palavra em questão através da primeira letra ou do número de sílabas. Com frequência experimentamos uma recuperação parcial, essas dicas encorajadoras, ainda que fracotes. *Sei que começa com D.* Se você fala uma língua românica como italiano, espanhol ou português, pode saber se a palavra é feminina ou masculina. Você sabe que termina com a letra *a*.

Você também pode topar com uma palavra vagamente relacionada, alguma coisa cujo som ou significado se aproxima da palavra que você está desesperadamente tentando encontrar. Os psicólogos chamam essas palavras indiretamente relacionadas de *irmãs feias* do alvo, e infelizmente mirar em uma irmã feia sem querer torna a situação pior. Essas iscas fazem você desviar a atenção, seduzindo-o para seguir vias neurais que levam até elas, e não à palavra que você realmente quer. Toda vez que tentar recuperar a palavra em questão, tudo em que consegue pensar é na irmã feia.

Isso aconteceu comigo outro dia. Esqueci o porquê (ah, a ironia), mas estava tentando lembrar o nome de certa cidade da Flórida. Eu sabia que sabia, mas não conseguia encontrar a palavra. Tive um branco. Mas não total.

É perto de Miami. Começa com B? Acho que começa com B. É Boca Raton? Não, não é.

Trinta minutos depois, ainda não conseguia encontrá-la, e a única cidade em que conseguia pensar era Boca Raton. Fiquei frustrada, impaciente e desconfortável.

Por favor, cérebro. Qual é o nome daquela cidade?
Boca Raton.
Não, pare de dizer isso. Não é isso.

Não conseguia fazer com que nenhum outro neurônio além de "Boca Raton" erguesse a mão. Incapaz de guiar ou empurrar a resposta até a consciência, desisti e recorri ao Google Maps. Vasculhei o sul de Miami, e bum! Ali estava!

Key Biscayne.

Curiosamente, Key Biscayne é uma cidade com nome duplo, assim como Boca Raton. E Biscayne. Ali estava o *B*. Boca Raton era a irmã feia, capturando minha atenção, desviando-a das vias neurais que iam me levar a Key Biscayne. Eu estava lá no fundo da toca do coelho errada. O efeito da irmã feia também explica por que a palavra certa às vezes pode borbulhar até a superfície, aparentemente vinda do nada, assim que você parou de tentar encontrá-la. Ao encerrar a caçada, meu cérebro para de insistir no alvo neural errado, dando ao conjunto certo de neurônios a chance de ser ativado.

Eis outro exemplo. Meu namorado Joe e eu estávamos falando de um colega dele que é um surfista inveterado. Perguntei:

— Qual o nome daquele surfista famoso? Lance?

— Não, não é Lance — disse Joe.

Mas ele tampouco conseguia lembrar. Mais tarde ele me disse que "Lance" levou a mente dele para Lance Armstrong, o ciclista. Era a irmã feia. Joe sabia que Lance Armstrong não era a resposta, mas a atividade cerebral dele seguia pedalando em torno da vizinhança de Lance, procurando, de forma teimosa e repetitiva, o conjunto errado de neurônios. A atenção e a memória dele foram seduzidas por essa irmã feia, que estava interferindo na habilidade dele de encontrar a resposta verdadeira. Se eu não tivesse oferecido meu palpite incorreto, o cérebro do Joe poderia ter encontrado o surfista imediatamente.

— Não, ele é casado com a Gabrielle Reece, a jogadora de vôlei — disse ele.

Concordei, mas essa pista não era forte o suficiente para destravar o nome do surfista para nenhum de nós. Ambos estávamos bloqueados, presos em um estado de PDL desconfortável. Alguns minutos depois, Joe soltou:

— Laird Hamilton!

O que aconteceu no cérebro do Joe que lhe permitiu encontrar a resposta? Como ele se libertou do magnetismo da isca e escapou da enrascada do PDL? Não temos como saber com certeza (nem ele sabe), mas é provável que a quantidade de associações e as combinações corretas tenham sido ativadas, acumulando força suficiente para abandonar o feitiço da irmã feia e ativar a recuperação da palavra visada.

Mesmo que meu cérebro não conseguisse, de início, fornecer o nome do surfista, encontrei a primeira letra correta. E, ainda que meu cérebro não conseguisse lembrar do nome do Laird Hamilton, ele reconheceu de imediato que Laird era o nome que eu estava procurando quando Joe o pronunciou. Quando você está em um estado de PDL e a palavra visada se apresenta, você não se pergunta se é a resposta certa, nem precisa de um tempo para pensar ou verificar. Você dá a caçada por encerrada ali mesmo. Aleluia.

Poderia lhe dar vários exemplos adicionais e pessoais de PDL, sobretudo de ocasiões em que o nome de uma pessoa foi bloqueado, porque é o tipo mais frequente de lapso de recuperação de memória para todos nós. E é normal. Estar em estado de PDL não significa que você tem Alzheimer. Leia essa frase de novo para ela penetrar. O jovem médio de 25 anos passa por vários momentos PDL por semana. Mas os jovens não se apavoram com isso, em parte porque a perda da memória, o Alzheimer, a velhice e a mortalidade não estão nem de longe nos radares deles. Além disso, dado que os jovens de hoje foram ligados a dispositivos desde a infância, eles não hesitam em delegar a tarefa para os celulares. Eles raramente sofrem os tormentos da PDL durante horas (ou até mesmo minutos) como os pais, que insistem, teimosos, em recordar o nome perdido do jeito antigo, sem a assistência do Google.

A frequência das PDL que experimentamos no geral aumenta com a idade, provavelmente por conta da diminuição da velocidade de processamento do seu cérebro. Mas também *reparamos* mais neles quando somos mais velhos porque o envelhecimento e o Alzheimer são realidades e possibilidades mais imediatas. Se sua família tem histórico de Alzheimer, é provável que o bloqueio de palavras pareça ainda mais alarmante e pessoal. Convencidos de que esses episódios são patológicos, nos tornamos cada vez mais temerosos dos nossos lapsos de memória quando ficamos mais velhos. Embora sejam certamente frustrantes, o mais provável é que não sejam razão para uma ida ao neurologista. A palavra esquiva finalmente vai brotar na consciência. E, se você não consegue suportar o desconforto por nem mais um segundo, não há nenhuma vergonha ou castigo quando se usa o Google.

Muitas pessoas receiam que, se usarem o Google para encontrar respostas bloqueadas, estarão contribuindo para o problema e piorando a memória já enfraquecida. Elas consideram o Google uma muleta de alta tecnologia que vai estragar a memória. Essa crença é baseada em falsas informações. Pesquisar o nome do ator que interpretou o Tony Soprano não enfraquece a capacidade da minha memória de modo algum. Do mesmo jeito, sofrer com a dor mental e insistir em encontrar a palavra por conta própria não torna minha memória mais forte, nem me garante nenhum troféu. Você não precisa ser um mártir da memória. Você não está mais propenso a experimentar menos PDL, a resolver futuras PDL mais rápido, a lembrar onde colocou suas chaves, de tomar a medicação para o coração hoje à noite ou a prevenir o Alzheimer se consegue recuperar o nome do Tony Soprano sem o Google.

PDL são um defeito normal na recuperação da memória, um subproduto do modo como o nosso cérebro está organizado. Você usa óculos se seus olhos precisam de ajuda para enxergar. Você pode usar o Google se uma palavra está na ponta da sua língua.

Na hierarquia das Coisas que as Pessoas Tendem a Esquecer, nomes próprios são significativamente mais vulneráveis aos bloqueios que quaisquer palavras comuns. Esquecer o nome das pessoas é um fenômeno normal e recorrente e não um sinal precoce de Alzheimer. Eis o porquê.

Vamos imaginar que eu mostro a você e a um amigo a fotografia do rosto de um homem. Digo a você que o homem na foto é padeiro. Digo ao seu amigo que o nome do homem na foto é Baker, que significa padeiro em inglês. Alguns dias depois, mostro a cada um de vocês a mesma fotografia e pergunto se conseguem lembrar qualquer coisa a respeito do homem na foto. É bem mais provável que você se lembre de padeiro do que seu amigo se lembre de Baker.

Mas espere. Você e o seu amigo viram exatamente a mesma fotografia e ouviram exatamente a mesma palavra. Por que a mesma informação seria melhor recordada se a palavra padeiro for armazenada na memória como uma profissão em vez de como o nome de uma pessoa?

Esse fenômeno é conhecido como *paradoxo Baker/baker*. Mesmo se não conhecer ninguém que é padeiro, a profissão de padeiro provavelmente está conectada a várias associações, sinapses e circuitos neurais no seu cérebro. Quando você ouve que o cara na fotografia é padeiro, você pode visualizá-lo usando um chapéu branco e um avental. Pode imaginá-lo segurando um rolo de massa ou uma colher de madeira. Pode pensar no pão recém-saído do forno que comeu durante o jantar na noite passada. Pode se lembrar da padaria a que costumava ir quando criança e do quanto amava as rosquinhas de canela. Pode imaginar e evocar o cheiro e o gosto de torta de maçã.

Se em vez disso você ouve que a imagem é de um homem chamado Baker, o que, a menos que conheça pessoalmente alguém com esse sobrenome, você imagina? Nada. Baker como sobrenome é um conceito abstrato, um beco sem saída neurológico. Já que o nome não está conectado a nenhuma informação no seu cérebro além do que vê na fotografia à sua frente, o nome dele é muito mais difícil de lembrar. A arquitetura neural que sustenta *padeiro* como profissão é forte porque possui muito mais conexões desenvolvidas e possíveis vias neurais — palavras, lembranças, associações e outros significados — para a ativação de pistas que podem disparar a palavra *padeiro* em resposta a "Quem é esse cara?". Se comparar a recuperação de uma lembrança a uma pesquisa no Google, você vai ter muito mais resultados para "padeiro" do que para "Baker".

O paradoxo Baker/baker também explica por que tantos de nós são ruins em lembrar nomes, mas não em lembrar outros detalhes a respeito de uma pessoa. Quando vejo uma mulher que já encontrei antes, posso lembrar facilmente que ela é médica, que é de Nova York, e que no ano passado ela foi de férias para a Nova Zelândia. No entanto, apesar do esforço, não consigo recordar o nome dela. É Sharon? Susan? Stephanie? Não lembro.

Felizmente, a compreensão desse paradoxo também nos fornece uma estratégia para lembrar melhor os nomes das pessoas e reduzir a frequência desses episódios de PDL. Já que nomes próprios são, por sua natureza neurológica, muito mais difíceis de lembrar, você pode auxiliar sua memória ao transformar Baker em padeiro. Senhor Baker não tem nenhuma associação no seu cérebro, mas padeiro tem. Conecte as coisas! Imagine o senhor Baker da foto usando um chapéu branco e um avental com farinha no rosto. Ele segura uma espátula e está assando biscoitos de chocolate.

No exemplo da mulher de Nova York, a médica que foi para a Nova Zelândia de férias e de cujo nome eu não conseguia me lembrar, digamos que o nome dela seja Sarah Green. Posso imaginar a *Sarah* Jessica Parker vestindo uma camiseta Eu Coração NYC, usando um estetoscópio, escutando os batimentos cardíacos de uma ovelha em um campo verde [*green*] exuberante na Nova Zelândia. Assim conecto o nome abstrato Sarah Green a um número de detalhes elaborados, visuais, coloridos e até mesmo esquisitos. Da próxima vez que vir Sarah Green, tenho uma probabilidade muito mais alta de disparar a atividade dos neurônios que estão conectados e que levarão à lembrança do nome dela.

Agora que você, espero, não está aterrorizado com as PDL e sabe que o bloqueio é um tipo de lapso de memória insuportavelmente frequente mas normal, vamos ver se consigo fazer você experimentar um. A seguir há uma lista com dez perguntas. Algumas você vai ser capaz de responder de maneira rápida e fácil. De algumas você vai perceber que não sabe a resposta. Isso não é um lapso de memória. Você simplesmente não tem a informação no cérebro. De outras você vai verificar que sabe a reposta, mas não consegue fornecê-la.

- Quem era o vocalista da banda Queen?
- Qual a velocidade da luz?
- Quem escreveu *O iluminado*?
- Em qual cidade está o Coliseu?
- Qual planeta é o segundo mais próximo do sol?

- Qual era o nome da sua professora do jardim de infância?
- Quem interpretou a Phoebe na série *Friends*?
- Quem pintou *A noite estrelada*?

Está preso em pelo menos uma? Agora você está em um estado de PDL. Como você viu no meu exemplo de PDL com o Tony Soprano, nesse estado você com frequência pode recuperar muita coisa a respeito da palavra extraviada em questão. Você consegue dizer como a palavra soa? Consegue adivinhar a primeira letra? O número de sílabas? Consegue me dizer alguma coisa sobre a pessoa ou lugar? Essas pistas podem ser fortes o bastante para disparar a liberação da resposta, mas também podem se revelar irmãs feias, chamarizes que levam você pelas vias neurais erradas, onde a resposta que você deseja não reside.

Ainda que nem sempre possa confiar nas pistas, você pode confiar no sentimento de estar convicto de saber que você sabe, que é o manda-chuva da PDL. Se eu lhe mostrasse a palavra visada ou até mesmo lhe desse múltiplas escolhas, você iria reconhecer a resposta certa na mesma hora. Neurologicamente, reconhecer é sempre mais fácil que lembrar.

Ainda confuso? Está no seu cérebro. Continue procurando. Ou você pode esperar e ver se a resposta brota na sua consciência depois. Ou, porque entendo como pode ser desconfortável estar em estado de PDL, porque sou gentil e sobretudo porque quero sua total atenção voltada para o que vai ler no próximo capítulo, aqui estão as respostas para as dez questões da página anterior: Freddie Mercury, 299.792.458 metros por segundo, Stephen King, Roma, Vênus, pergunte para a sua mãe, Lisa Kudrow, Vincent van Gogh.

Melhorou?

9
Não se esqueça de lembrar

Preciso lembrar de ligar para a minha mãe,
marcar uma consulta com o médico,
tomar meu antialérgico,
comprar leite,
levar o lixo para fora amanhã de manhã,
mandar uma mensagem para o meu irmão,
deixar as roupas na lavanderia,
colocar as peças da lavadora na secadora,
responder ao e-mail do Ken,
encontrar o Greg para um café às onze da manhã,
buscar minha filha às três da tarde,
ir ao banco antes que ele feche.

A *memória prospectiva* é a memória para aquilo que você precisa fazer mais tarde. Esse tipo de memória é meio como uma viagem no tempo mental. Você está criando uma intenção para o seu eu do futuro. Essa é a lista de afazeres do seu cérebro, uma memória para ser recordada em um lugar e tempo futuros. E está repleta de esquecimento. De fato, a memória prospectiva é mantida de forma tão precária pelos nossos circuitos neurais e é tão cheia de falhas que quase pode ser pensada como uma espécie de esquecimento em vez de como um tipo de memória.

Para uma memória prospectiva ser lembrada e não esquecida, a intenção ou ação que deve ser levada a cabo mais tarde deve primeiro ser codificada neste instante na minha memória. Essa etapa realmente representa um problema. Tenho de lembrar de reservar a passagem de avião da minha filha da faculdade para casa antes de ir para cama hoje à noite. Pronto. Pedi ao meu cérebro para lembrar de fazer essa tarefa. Está aí.

É na segunda etapa que provavelmente vou esbarrar em toda sorte de problemas. Preciso lembrar de me lembrar dessa tarefa. E, de modo geral, o nosso cérebro é péssimo em lembrar de lembrar. Não só os cérebros de certa idade. Todos os cérebros. A lembrança dessa intenção (reservar a passagem da minha filha para ela voltar para casa) precisa ser recuperada no futuro (antes de ir para a cama), daqui a doze horas. Uma vez que reservar uma passagem de avião para a minha filha não é uma tarefa noturna arraigada e habitual como escovar os dentes, a menos que crie pelo menos uma pista que vá acionar a recordação "reservar uma passagem de avião antes de ir dormir", é provável que eu me esqueça de fazer esse agendamento.

A memória prospectiva depende de deixas externas para disparar a lembrança. Essas deixas podem ser baseadas no horário — em um determinado horário ou depois de um determinado intervalo de tempo, lembre de fazer alguma coisa. *Às 14h50, você precisa lembrar de pegar seu filho na escola.* Ou podem ser baseadas em acontecimentos — quando determinada coisa acontece, lembre de fazer alguma coisa. *Quando encontrar Diane, pergunte a ela se pode pegar seu filho na escola.*

Contudo, porque às vezes criamos pistas não-tão-boas ou porque deixamos escapar as pistas quando deveríamos notá-las, esse tipo de memória é altamente suscetível a falhas. Esquecemos de fazer o que pretendíamos fazer. Várias vezes. A memória prospectiva é aquela amiga enrolada que gosta de fazer planos para beber com você mas quase sempre fura. Esse tipo de esquecimento caprichoso e distraído atormenta a maioria de nós diariamente. Esquecemos de comprar creme dental, ligar para nossa mãe e devolver aquele livro atrasado para a biblioteca.

Veja se alguma das seguintes situações lhe soa familiar. As perguntas abaixo foram extraídas do Questionário da Memória Prospectiva e Retrospectiva. Classifique suas respostas em cinco (com muita frequência), quatro (com alguma frequência), três (às vezes), dois (raramente) ou um (nunca).

- Você decide fazer alguma coisa dentro de alguns minutos e então se esquece de fazê-la?
- Você deixa de fazer alguma coisa que deveria fazer alguns minutos depois mesmo que aquilo esteja bem na sua frente, como tomar um comprimido ou desligar a chaleira?
- Você se esquece de compromissos se não for alertado por outra pessoa ou por um lembrete como um calendário ou um diário?
- Você se esquece de comprar algo que planejou comprar, como um cartão de aniversário, mesmo quando o vê na loja?
- Você planeja levar algo com você antes de sair de um cômodo ou de casa, mas minutos depois deixa aquilo para trás, mesmo que esteja bem na sua frente?
- Você se esquece de mencionar ou de dar algo que lhe pediram para transmitir ou entregar a uma visita?
- Se tenta entrar em contato com um amigo ou parente que não estava em casa, você se esquece de tentar de novo mais tarde?
- Você se esquece de dizer a alguém alguma coisa que teve intenção de mencionar alguns minutos antes?

Como você se saiu? Minha pontuação foi de 25. Não respondi um (nunca) nem dois (raramente) a nenhuma das perguntas.

As empresas de publicidade tiram vantagem das vulnerabilidades de nossa memória prospectiva o tempo inteiro. Você se inscreve em um programa on-line de exercícios, baixa um aplicativo de meditação ou assina uma revista por um período de teste gratuito de trinta dias com a firme intenção de cancelar se descobrir que não usa ou não gosta daquilo. No fim das contas, você não ama malhar, não consegue adquirir o hábito de meditar e não lê nenhum dos artigos da revista depois dos primeiros dias, mas na fatura do cartão de crédito vê que lhe cobraram 99 dólares pelo ano inteiro. Você se esqueceu de se descadastrar.

Em 1997, pesquisadores analisaram a memória prospectiva e o envelhecimento em mil adultos de 35 a oitenta anos. Todos no estudo foram examinados em busca de uma série de informações de saúde, socioeconômicas e cognitivas. Mas eis o teste verdadeiro. No início da sessão de exames, pediram a cada indivíduo para lembrar ao pesquisador de assinar um formulário quando a sessão terminasse, o que seria mais ou menos duas horas depois. Como você acha que todos se saíram?

Só cerca de metade das pessoas de 35 a quarenta anos se lembrou de dizer ao pesquisador para assinar o formulário. Surpreendentemente, as pessoas de 45 anos se saíram melhor, com 75% lembrando o que fazer. (Os autores do estudo ficaram confusos com o motivo pelo qual esse grupo etário atuou significativamente melhor que os sujeitos uma década mais jovens, e não ofereceram nenhum argumento ou hipótese convincente do porquê.) O desempenho foi ladeira abaixo a partir daí. Menos da metade das pessoas de cinquenta a sessenta anos se lembrou de pedir ao pesquisador para assinar o formulário. Cerca de 35% das pessoas de 65 a setenta anos e só cerca de 20% das pessoas de 75 a oitenta anos lembraram.

O que aconteceria se o pesquisador ajudasse, fornecendo uma deixa adicional? Digamos que os indivíduos esqueceram do que deveriam fazer e não pediram ao pesquisador para assinar o formulário ao final da sessão. E se o pesquisador então oferecesse uma dica? "Há mais alguma coisa para você fazer?" Em todas as idades, isso levou a uma melhora na recordação, mas ainda assim nenhuma idade chegou a cem por cento. E dos 65 em diante, menos da metade lembrou de lembrar.

Talvez sejamos todos mais propensos a nos esquecer de lembrar das pequenas coisas, tarefas mundanas que não são de vida ou morte, intenções que não são monumentais. Talvez você apostasse mais dinheiro na destreza da sua memória prospectiva se aquilo de que precisasse lembrar fosse de extrema importância para você. Sua memória prospectiva para tarefas de alta prioridade é imune ao esquecimento?

Nem um pouco.

Em 16 de outubro de 1999, sábado, o violoncelista mais famoso do mundo, Yo-Yo Ma, subiu em um táxi em Nova York, rodou por mais ou menos vinte minutos até o Hotel Peninsula, pagou a corrida e saiu. Minutos depois de o táxi ir embora, ele lembrou do que tinha esquecido. Ele havia deixado seu violoncelo de 266 anos de idade e 2,5 milhões de dólares no porta-malas. Como isso podia ter acontecido? Esse instrumento caro, raro e requintado era a coisa mais importante da vida de Ma.

Tempos depois, ele explicou que estava cansado e com pressa, e provavelmente distraído e, cognitivamente falando, não estava no seu melhor. Mas a maior razão pela qual Yo-Yo Ma esqueceu o violoncelo? O estojo do violoncelo — aquela deixa gigantesca e inconfundível — estava fora de vista. A memória prospectiva — lembre de levar o violoncelo quando sair do táxi — deixou de ser ativada sem uma deixa para dispará-la quando ele pôs o pé para fora do carro. O que os olhos não veem, o coração não sente. Para verdadeiro alívio dele, a polícia encontrou e devolveu o violoncelo a Yo-Yo Ma no mesmo dia.

Em uma história parecida, o solista Lynn Harrell deixou seu violoncelo Stradivarius do século XVII, de quatro milhões de dólares, no porta-malas de outro táxi de Nova York. O violoncelo dele também foi, felizmente, recuperado. O que está acontecendo aqui? Violoncelistas de posse de instrumentos antigos e caríssimos são excepcionalmente suscetíveis ao esquecimento prospectivo?

Não. A memória prospectiva é falível em todos nós. Até mesmo em cirurgiões. Em 2013, a Joint Commission, uma inspetora de segurança da área de saúde dos Estados Unidos, reportou 722 instrumentos cirúrgicos esquecidos dentro dos pacientes ao longo dos oito anos anteriores. Um cirurgião que removeu um tumor de um homem de Wisconsin se esqueceu de remover um retrator de 33 centímetros antes de fechá-lo. Um grampo de metal de quinze centímetros foi deixado dentro do intestino de um homem da Califórnia. Tesouras, bisturis, esponjas e luvas foram esquecidos dentro dos corpos das pessoas em um número alarmante de vezes.

Lembrar-se de retirar seu violoncelo inestimável do porta-malas de um táxi ou de remover um instrumento cirúrgico de trinta centímetros da cavidade abdominal de outra pessoa é meio importante. Esses exemplos não podem ser como esquecer de comprar pão ou de levar o lixo para fora. No entanto, eles são, de fato, a mesma coisa. Sem a deixa ou as deixas certas no lugar certo e na hora certa, e sem a disponibilidade da sua atenção para reparar nessas deixas, você vai esquecer o que deveria lembrar.

A memória prospectiva é desafiadora para pessoas de todas as idades (seu filho adolescente se lembra de desligar a luz do quarto quando sai do cômodo?) e ocupações (com certeza para cirurgiões e violoncelistas). Ainda assim, tendemos a julgar e a ser julgados de forma injusta por esse tipo de distração universalmente vivenciada. Se uma colega esquece de comparecer a uma reunião importante ou se seu filho adolescente esquece de desligar o forno depois de assar biscoitos, você pode muito bem interpretar esses lapsos da memória prospectiva como sinais de negligência, falta de caráter, inconsequência e irresponsabilidade, ou até mesmo como um possível sintoma de Alzheimer. Mas a culpa não deveria recair em uma doença neurodegenerativa ou na falta de caráter. Esquecer-se de trazer o presente, que está embrulhado e pronto e esperando no balcão da cozinha, para a festa de aniversário em que acabou de chegar se deve mais provavelmente à falta de deixas adequadas do que de caráter. Errar é humano, sobretudo se você estiver se fiando na memória prospectiva.

Por isso devemos ajudá-la...

FAÇA LISTAS DE TAREFAS. Podemos criar ajudantes externos para nossa memória prospectiva. Se você passa a precisar de uma iluminação melhor enquanto aperta os olhos para as palavras impressas em cardápios que segura com os braços estendidos ou se continua aumentando o tamanho da fonte no seu celular, o que você faz? Põe óculos. Se seus olhos não conseguem ver as palavras com perfeição, você recruta o auxílio de ajudantes externos chamados óculos para corrigir essa deficiência.

Pense em listas de tarefas como óculos para a memória prospectiva. Não há vergonha nenhuma em uma lista. Não aposte que vai lembrar mais tarde o que está planejando agora. Você provavelmente não vai. Anotem, pessoal.

Fui recentemente ao mercado para comprar leite para fazer waffles para os meus filhos. Dirigi até a loja, comprei uma série de coisas e cheguei em casa... sem o leite. Só me dei conta de que havia esquecido o leite quando entrei na cozinha e vi a fôrma de waffles no balcão. Da próxima vez, a menos que queira carregar a pista (a fôrma de waffles) comigo até a loja, deveria fazer uma lista. Só preciso me lembrar de levar a lista comigo.

Não basta criar listas de tarefas. Você precisa consultá-las. A rotina de consultar uma lista é parte da solução para aqueles cirurgiões que, por serem humanos e terem memória prospectiva duvidosa, correm o risco de esquecer de remover os instrumentos cirúrgicos de dentro do corpo do paciente antes de fechá-lo. Eles agora têm listas que, quando prestam atenção a elas, permitem-lhes prestar contas do paradeiro de cada peça de equipamento que usam durante uma operação. Da mesma forma, pilotos de avião não confiam em sua memória prospectiva instável para se lembrar de baixar as rodas antes de pousar o avião. Felizmente, eles usam listas de tarefas.

INSIRA A INFORMAÇÃO NO CALENDÁRIO. Os intervalos de retenção da memória prospectiva podem ser desafiadores. Se você precisa se lembrar de levar um cheque para a aula de dança da sua filha na semana que vem, guardar essa intenção na consciência pelos próximos sete dias é pouco prático e impossível.

Então, assim como faz com listas de tarefas, você quer externalizar o calendário do seu cérebro. Não conte com sua memória prospectiva duvidosa para lembrar que precisa comparecer a uma reunião amanhã às quatro da tarde. Seu cérebro pode esquecer e meter você em uma enrascada. Torne um hábito inserir no seu calendário qualquer coisa que precise fazer no futuro. E então torne um hábito conferir o calendário várias vezes por dia ou, se estiver usando um celular ou computador, configurar alarmes ou alertas que vão lembrá-lo de olhar para o calendário.

Bipe! São 15h50. Você tem uma reunião às quatro. Vá!

SEJA ESPECÍFICO EM RELAÇÃO A SEU PLANO. Amarrar um cordão branco em volta do dedo só lhe diz que você precisa se lembrar de fazer alguma coisa. A menos que precise comprar mais cordão, essa pista é muito genérica para conduzi-lo com segurança até a lembrança que está buscando.

Não diga à sua memória prospectiva: "Quero me exercitar hoje mais tarde." Você não criou nenhuma deixa específica para acionar a ativação dessa intenção. Que tipo de exercício? Do que você precisa? Quando? Vamos ser honestos. Você não vai se lembrar de se exercitar.

Em vez disso, diga a si mesmo: "Vou à ioga ao meio-dia." Agora você tem o que os psicólogos chamam de *intenção de implementação*. Coloque seu tapetinho de ioga na porta da frente. Aí está sua deixa visível. Insira "ioga ao meio-dia" no calendário e configure um alerta para disparar às 11h45 porque você sabe que leva dez minutos para chegar lá de carro.

Namastê.

USE CAIXINHAS DE REMÉDIO. Esquecer de tomar os remédios é um dos lapsos mais comuns e problemáticos da memória prospectiva. Por sorte, você consegue dar conta desse desafio ao usar caixinhas de remédios simples e lembretes. Caixinhas de remédios organizam sua medicação em seções individuais para cada dia da semana (ou até mesmo para várias vezes por dia se for preciso). Configurar alertas na agenda ou usar um aplicativo para lembrar dos comprimidos podem servir como a deixa que despacha você para a caixa de remédios. Essa estratégia também ajuda com os lapsos da memória episódica do tipo "Tomei meus remédios hoje?". Você pode ir até a caixa de remédios e ver se a seção de terça-feira está vazia. Dois coelhos da memória, uma cajadada da caixa de remédio. Mas, espere, que dia é hoje?

COLOQUE AS DEIXAS EM LUGARES IMPOSSÍVEIS DE ESQUECER. Digamos que comprei uma garrafa de vinho para levar ao jantar de uma amiga amanhã à noite. A garrafa está em um saco de papel pardo no balcão da minha cozinha. A menos que acrescente "levar garrafa de vinho" à minha lista de tarefas ou "levar garrafa de vinho" no meu calendário, e a menos que acabe notando a garrafa no saco de papel no balcão antes de sair de casa, há uma boa chance de eu aparecer na casa da minha amiga de mãos vazias.

Meu namorado previne esse tipo de lapso da memória prospectiva colocando qualquer coisa que precise ir conosco bem perto da porta da frente. Precisa levar uma garrafa de vinho para a festa? Ele a põe no chão, bem na frente da porta. Não se esqueça de levar os ingressos para o show. No chão, na frente da porta. Preciso lembrar de enviar essa carta. No chão, na frente da porta. Nós teríamos que literalmente tropeçar nos itens a serem lembrados só para sair de casa.

Você não precisa usar a porta da frente, mas esse método é uma boa prática. Certifique-se de que suas deixas estão no lugar certo para você notá-las a tempo de fazer o que pretendia. Se você precisa tomar o remédio à noite antes de dormir, coloque sua caixa de remédios ao lado da escova de dentes e não escondida em um armário, onde você não consegue enxergá-la.

FIQUE ATENTO SE A SUA ROTINA FOR ALTERADA. Muitos de nós usam alguma parte da rotina diária como uma deixa para a memória prospectiva. Se aprontar para dormir lembra você de escovar os dentes. Você toma seus remédios diários com o café da manhã, então um bagel e um café forte são suas deixas para tomar seus remédios para o coração.

Mas fique atento se sua rotina diária mudar ou se for temporariamente desestruturada, porque as deixas nas quais você está confiando podem ter mudado ou desaparecido. Se pular o café da manhã hoje porque está atrasado para uma consulta bem cedo, você vai se esquecer de tomar os remédios para o coração? Sempre que seu dia sair dos trilhos, tire um momento para olhar para qualquer tarefa da memória prospectiva que pode ter sido acoplada à atividade que foi alterada ou que não ocorreu.

E, da próxima vez que estiver em um táxi ou em um Uber, antes de pôr um pé para fora daquele carro, pense: "Deixei meu violoncelo no porta-malas?"

10

Isso também vai passar

Liste tudo o que você fez hoje desde a hora em que acordou. Concentre-se de verdade com esse exercício por um minuto (e, se estiver lendo isso às oito da manhã e não tiver feito muita coisa hoje ainda, liste tudo o que fez ontem). Pense em todas as experiências sensoriais, no que fez, com quem estava, no clima, no que vestiu, no que comeu e bebeu, onde estava, o que aprendeu, como se sentiu. Lembre tudo o que consegue do dia de hoje.

Agora faça esse mesmo exercício para exatamente uma semana atrás. Um mês atrás. O dia de hoje, no ano passado. Embora possa lembrar muita coisa de hoje e até mesmo de ontem, provavelmente lembra cada vez menos à medida que olha para trás. Se é como eu, você está encarando uma página em branco para o dia de hoje no ano passado.

O que aconteceu com as lembranças de todas essas experiências e fragmentos de informação?

Tempo. O tempo aconteceu.

O arqui-inimigo número um das lembranças que você construiu e armazenou é o tempo. Não é o suficiente prestar atenção a uma experiência, extrair dela alguns fragmentos de informação sensorial e de emoção, atá-los em uma lembrança única e aí armazenar essa lembrança através das alterações nas conexões sinápticas entre os neurônios que foram originalmente ativados pela experiência. Se você não revisitar a lembrança, se ela só ficar na prateleira cortical do seu cérebro como um antigo troféu acumulando poeira, essa memória vai se desgastar com o passar do tempo.

Mas ela se apaga? Ao longo do tempo, se uma lembrança não for ativada, ela acabará extinta, ou sempre haverá um traço dela? Os detalhes aparentemente perdidos deste dia no ano passado podem ser recuperados se seu cérebro for induzido da forma certa? Você reconheceria os detalhes deste dia no ano passado se eu os apresentasse a você? Ou essa lembrança se deteriorou completamente, tendo a informação sumido do seu cérebro? Essas conexões sinápticas — essa lembrança — literalmente desapareceram?

Essas perguntas foram inicialmente feitas e respondidas de forma científica por Hermann Ebbinghaus em 1885. Ao tentar descobrir quão depressa esquecemos do que aprendemos, ele criou 2.300 "palavras" sem sentido de uma sílaba, como essas:

wid
zof
laj
nud
kep

Para que conseguisse pronunciá-las, ele colocou-as todas na forma consoante-vogal-consoante. Mas essas palavras fabricadas eram sem sentido, de modo que ele não conseguia formar nenhuma associação óbvia. Ele decorou listas dessas palavras inventadas e então testou a própria capacidade de se lembrar delas depois de intervalos de retenção curtos (logo depois, em alguns minutos, uma hora mais tarde) e longos (no dia seguinte, na semana seguinte).

As descobertas dele não são particularmente surpreendentes. Quanto mais longo o intervalo de retenção entre o aprendizado e a lembrança, mais ele esquecia. A grande conclusão: a memória é transitória. Ela acaba por desaparecer.

No próprio caso, Ebbinghaus descobriu que o esquecimento ocorreu, de início, bem depressa. Ele esqueceu quase metade das não palavras que havia memorizado em apenas vinte minutos. No entanto, depois de 24 horas, o esquecimento se estabilizou em uma taxa de retenção de cerca de 25%. Chamado de *curva do esquecimento de Ebbinghaus*, esse padrão no geral é o que ocorre com a lembrança que não é respaldada ao longo do tempo. Sem tentativas ou estratégias deliberadas para reter o que aprendeu, você vai esquecer a maior parte do que vivenciou quase imediatamente. Esse declínio acentuado, dramático e rápido da memória então se estabiliza. O pouco que você ainda lembra depois daquela limpa de dados inicial parece permanecer.

Digamos que você tenha aprendido uma língua no ensino médio que desde então não falou. Como parou de usá-la, você perdeu a maior parte do que havia aprendido no decorrer do ano seguinte, mas aí o esquecimento se estabilizou. O que resta daquela língua na sua memória pode se manter estável pelos próximos cinquenta anos. Fiz três anos de latim no ensino médio. Além de um ou dois diplomas emoldurados, não uso a língua desde que tinha dezesseis anos. Faz décadas, e ainda sei como conjugar o verbo *ser* — *sum, es, est, sumus, estis, sunt* — de cor, mas não lembro muito mais. Sem o uso, a repetição ou a importância, a maior parte das nossas lembranças desaparece rapidamente. Com o tempo, se alguma lembrança se mantém, ela parece estar permanentemente armazenada.

Então, de acordo com Ebbinghaus e sua curva do esquecimento, ainda que a informação que codificamos na memória se desgaste depressa com o passar do tempo, ela não desaparece por completo. Ainda em favor da memória não ser totalmente obliterada com o passar do tempo, Ebbingaus foi o primeiro a demonstrar a retenção da memória. Digamos que, de início, lembrar de uma lista de palavras sem sentido sem errar tenha lhe custado dez tentativas. Ele então esperou e esperou, até por fim ter esquecido a lista inteira. Quando, mais tarde, foi reaprender a mesma lista, ele só precisou de cinco tentativas para memorizá-la sem errar. Então, mesmo quando não conseguia se lembrar de forma consciente de nenhuma não palavra, a lista não estava de fato esquecida por completo. O cérebro dele não havia voltado ao ponto em que estava antes de ter inicialmente aprendido as não palavras. Traços de lembranças das não palavras permaneciam, tornando mais fácil ativar e reaprender a lista.

Contudo, também há evidências de que as lembranças podem ser fisiologicamente apagadas. Estudos mais recentes mostraram que, se o conjunto de sinapses que representam uma lembrança não for ativado ao longo do tempo, as conexões serão fisicamente suprimidas. Se ficarem em dormência por muito tempo, os neurônios vão literalmente retrair as conexões anatômicas e eletroquímicas com outros neurônios. As conexões, e consequentemente a memória contida nessas conexões, não vão mais existir.

Todos nós vivenciamos ambos os cenários. Fiz italiano no sétimo e no oitavo ano, e não tinha estudado ou falado mais até recentemente. Se você tivesse me pedido para dizer os dias da semana em italiano, eu teria tido um branco total. Teria alegado e acreditado que esquecera essa informação. Mas se você tivesse recitado *lunedì, martedì...* isso poderia ter sido um belo empurrãozinho para eu deixar escapar *mercoledì, giovedì, venerdì, sabato, domenica*. Uau! De onde isso saiu? Esses dias da semana em italiano ainda existiam como uma lembrança no meu cérebro, e eu nem sequer sabia!

Outra possibilidade é que, às vezes, não importa quantas pistas alguém ofereça, você simplesmente não consegue lembrar aquilo que um dia aparentemente soube. Há pouco tempo, um amigo fez uma referência à Guerra do Peloponeso. Sei que estudei essa guerra em alguma aula de história quando estava no ensino médio. Provavelmente estudei por decoreba e lembrei a informação por tempo suficiente para despejar aquilo fora no dia. Mas, então, por não me importar nem um pouco com essa guerra, e em consonância com a curva do esquecimento de Ebbinghaus para informações desimportantes, esqueci prontamente a maior parte do que havia decorado. Visto que me tornei uma neurocientista e não uma historiadora e nunca revisitei o que aprendi a respeito da Guerra do Peloponeso, é provável que qualquer lembrança que persistisse depois daquela prova tenha sido fisiologicamente deletada com o passar do tempo. Não importava quais ou quantos detalhes meu amigo compartilhasse sobre essa guerra, nada me soava familiar. Acho que essas conexões neurais foram suprimidas.

Se uma lembrança por fim desaparece, seja em algum grau ou por completo, isso tem a ver com o que você faz com a informação uma vez que ela é abrigada no seu cérebro. Há duas formas fundamentais de resistir aos efeitos do tempo na memória: repetição e significado.

Se quiser reter a informação que foi capaz de armazenar no cérebro, continue ativando-a. Revisite a informação várias vezes. Relembre, repasse e repita. Você pode diminuir significativamente a quantidade de lembranças que serão perdidas para o tempo pela repetição ao nível da exaustão. Em outras palavras, aprenda até se pôr à prova e saber cem por cento das respostas, e aí continue estudando. *Repassar* é o passado de dominar. Hoje em dia consigo recitar o monólogo de Macbeth "Amanhã, e amanhã, e ainda outro amanhã" de William Shakespeare de cabeça e sem erro porque decorei esse troço até a exaustão no primeiro ano.

Você já esteve no carro quando uma música que não escutava havia vinte anos começou a tocar no rádio, e você na mesma hora sabia toda a letra? Você começou a cantar junto e não errou uma palavra. É bem provável que vinte anos antes, quando a música era popular, você a tenha ouvido e cantado várias vezes por dia. As estações de rádio a tocavam várias vezes, e assim você a escutou até a exaustão. Quando se trata da retenção da memória, a repetição é uma guerreira poderosa na batalha contra o tempo.

Mas talvez você queira esquecer alguma coisa. Vamos dizer que seu marido ou mulher traiu você, e vocês se divorciaram. Quer esquecer os detalhes sórdidos e da dor que está sentindo? Pare de repetir a narrativa do que aconteceu. Pare de repassar os detalhes com suas amigas e nos seus pensamentos. Não reviva a experiência à exaustão. Se conseguir encontrar a disciplina para deixar essas lembranças em paz, elas vão acabar desaparecendo. Embora vá sempre se lembrar da traição, os elementos afetivos da lembrança podem se desintegrar pouco a pouco se forem deixados em paz. É através da deterioração da memória que o tempo cura todas as feridas.

A outra maneira fundamental de proteger a lembrança do tempo é acrescentar significado. Se eu lhe der três palavras sem sentido para memorizar — *grudelon, micadeltere, fidiklud* — é provável que você se esqueça delas bem depressa. Se, em vez disso, eu lhe pedir para memorizar três palavras que existem — *violão, microfone* e *aquarela* —, você não terá problema em se lembrar delas. Uma vez que o agrupamento de letras tem significado, seu cérebro consegue reuni-las em uma narrativa significativa.

A mulher cantou "Aquarela" no microfone enquanto tocava violão.

Seu cérebro ama significado. Se pegar aquilo que quer lembrar e envolver em uma história, fazendo associações com o que já conhece e valoriza, ou se situar aquilo em um momento especial da narrativa da sua vida, vai tornar a lembrança resistente ao esquecimento. Se uma lembrança é significativa para você, é mais provável que pense nela, que a compartilhe, que a utilize e relembre. Nesse sentido, lembranças significativas são com frequência repetidas e se tornam ainda mais sólidas. As palavras de Ebbinghaus, rapidamente esquecidas, não tinham significado. Sua curva do esquecimento assume um formato distinto se a informação que você deseja reter tem significado.

Pense em um filme a que você assistiu recentemente mas não amou. Para mim seria *La La Land*. Quantos detalhes desse filme você consegue lembrar? *Foi protagonizado por Emma Stone e Ryan Gosling.* Qual era o enredo? *Não me lembro muito bem sobre o que era. Sei que eles cantavam e dançavam.* Você consegue lembrar com quem assistiu? *Não.* Você comeu pipoca ou qualquer outro lanchinho enquanto via o filme? *Não lembro.* Qual era o dia da semana? *Não faço ideia.* Você estava em um avião ou em um cinema da sua cidade, ou assistiu em casa? *Estava ou em um avião ou em casa.* Você consegue lembrar qualquer diálogo palavra por palavra? *Definitivamente não.*

Por que não consigo me lembrar desse filme ou do dia de hoje no ano passado? Nem o filme nem o dia contêm significado suficiente para durarem. Este dia no ano passado foi provavelmente uma sequência cotidiana de Starbucks, escrita, almoço, tarefas, atividades extracurriculares, jantar, dizer sem parar para os meus filhos irem escovar os dentes e dormir — muito banal e parecido com outras centenas de outros dias. A menos que aquele café da manhã, aquela lista de palavras, aquela conversa, aquele capítulo no livro, aquele *chai latte* da Starbucks e aquele filme fossem especialmente significativos (e, portanto, significativos o bastante para serem revisitados, compartilhados, relidos e até mesmo revividos à exaustão), o tempo teria apagado essas lembranças por completo ou as dissolvido em pedacinhos e fragmentos vagos — o ponto mais baixo da curva do esquecimento. *La La Land* não me fisgou, de modo que um ano mais tarde mal consigo lembrar alguma coisa sobre ele.

Agora pense em um filme que você amou quando assistiu, e se faça as mesmas perguntas. Note as diferenças nas respostas, tanto em quantidade quanto em qualidade.

Vi *Nasce uma estrela* no ano passado com Joe e minha amiga Sara no cinema do Boston Common. Sara e eu comemos pipoca. Fomos caminhando até lá. Era outubro. Sara sentou à minha esquerda e Joe à minha direita, e nós todos sentamos no meio, mais ou menos doze fileiras a contar da frente. Amei o filme. O impacto emocional ficou comigo por semanas. Sara e eu não parávamos de conversar sobre ele por mensagens, sobre amor incondicional, vício e vulnerabilidade. Cantei junto as músicas da trilha sonora no Spotify, e ouvi um podcast de uma entrevista da Oprah com o Bradley Cooper sobre o filme. Ao contrário das minhas impressões de *La La Land*, é improvável que minha lembrança de ver *Nasce uma estrela* seja destruída com o passar do tempo, porque esse filme foi importante para mim.

Na medida em que for avançando no seu dia, pense em quais experiências ou informações podem ser significativas o bastante para resistir ao teste do tempo. Amanhã, semana que vem, ano que vem ou daqui a vinte anos você vai se lembrar de alguma coisa que aprendeu ou que aconteceu hoje? Ou o dia de hoje vai cair depressa na obscuridade, no ponto mais baixo da curva do esquecimento de Ebbinghaus? Quantos dos seus dias vão ser apagados?

11

Xapralá

Solomon Shereshevsky, conhecido nos textos de neurociência e psicologia como "S., o Homem Que Não Conseguia Esquecer", tinha uma memória extraordinária. O psicólogo russo Alexander Luria examinou e reexaminou a capacidade de memorização de Shereshevsky durante um período de trinta anos. Shereshevsky conseguia memorizar listas imensamente longas de números e informações sem sentido, páginas de poemas em línguas estrangeiras que ele não falava e fórmulas científicas complexas que não entendia. Mais surpreendente ainda, ele conseguiu lembrar essas listas em ordem e sem erro quando Luria o reexaminou anos depois.

Parece um superpoder incrível, não? Mas a habilidade de Shereshevsky de se lembrar de um volume inacreditável de informações tinha um preço. Ele sentia o peso da informação excessiva e com frequência irrelevante e tinha enorme dificuldade de filtrar, priorizar e esquecer aquilo que não queria ou de que não precisava. Sua incapacidade de esquecer era às vezes uma desvantagem profunda na vida cotidiana.

Tendemos a vilipendiar o esquecimento. Nós o escalamos como o vilão na batalha épica contra a heroína favorita de todo mundo, a Memória. Contudo, o esquecimento não é sempre um sinal lamentável de envelhecimento, um sintoma patológico de demência, um fracasso vergonhoso, um problema adaptativo a resolver, nem mesmo acidental.

Lembrar hoje os detalhes do que aconteceu ontem nem sempre é benéfico. Às vezes, queremos esquecer aquilo que sabemos.

Esquecer é bem importante, e nos ajuda a funcionar todos os dias de todos os jeitos possíveis. É vantajoso nos livrarmos de qualquer lembrança desnecessária, irrelevante, intrusa ou até mesmo dolorosa que tem potencial para nos fazer errar ou para nos deixar infelizes. Às vezes, precisamos esquecer uma coisa a fim de prestar atenção a outra, para lembrá-la; então, nesse sentido, o esquecimento pode *favorecer* uma memória melhor.

Também tendemos a pensar no esquecimento como nossa configuração padrão. A menos que você ativamente faça algo para se lembrar de algum fragmento de informação, seu cérebro vai, de forma automática, esquecer aquilo. Com facilidade. Se você já passou dos cinquenta, com facilidade ainda maior. Esquecemos sem esforço. Esquecemos o que aquela mulher acabou de dizer porque não prestamos atenção suficiente. Esquecemos de pegar a roupa na lavanderia porque não criamos deixas fortes e relevantes o bastante. Não conseguimos lembrar o que aprendemos sobre a Revolução Industrial no primeiro ano porque tempo demais se passou sem uma rememoração periódica. Somos as vítimas impotentes e passivas do esquecimento. O esquecimento simplesmente acontece. Mas o esquecimento também pode ser um artifício — ativo, deliberado, motivado, orientado e desejável.

Por exemplo, viajo um bocado para promover livros ou dar palestras e posso estar em uma cidade diferente a cada noite. Ser capaz de recitar depressa os números dos últimos quatro quartos de hotel em que fiquei pode ser uma façanha notável, mas na verdade é melhor eu ter esquecido o número do quarto da noite anterior quando me vejo no elevador do hotel seguinte. Se cada número dos quartos em que fiquei nas quatro noites anteriores se inserir na minha consciência quando entro naquele elevador, provavelmente vou ficar confusa e não saber qual botão apertar. Quero esquecer o número de cada quarto assim que fizer o *check-out*. Um sistema de memória inteligente não apenas lembra informações mas também esquece ativamente o que não é mais útil.

Da mesma forma, com dois filhos crianças e uma filha universitária que normalmente vem e vai com vários outros amigos de porte similar que estão sempre fazendo um lanchinho, vou ao mercado várias vezes por semana. Toda vez que empurro um carrinho cheio de compras para fora da loja, tenho de lembrar onde estacionei o carro. Se eu lembrar onde estacionei o carro no mês anterior, na semana anterior e no dia anterior, terei informação irrelevante demais conectada e não vou saber para onde ir. Só quero lembrar onde estacionei naquele dia. Portanto, esquecer todas as vagas anteriores é uma boa ideia. Da mesma forma, vou querer esquecer onde estacionei depois de voltar para o carro, de modo que não vou confundir a memória da vaga com aquela onde vou estacionar o carro no dia seguinte.

Esquecer esse tipo de detalhe rotineiro não é uma falha que precisamos consertar ou com a qual precisamos nos preocupar. Imagine uma lista das suas tarefas diárias rabiscada em um quadro-branco: tomar banho, se vestir, beber café, tomar café da manhã, ir para o trabalho, estacionar e assim por diante. Ao final de cada dia, esse quadro-branco está repleto de percepções, informações e experiências. Esquecer o banal e o irrelevante vai deixar o quadro-branco limpo, criando espaço para um novo dia e facilitando a retenção e a lembrança do que você deseja gravar a seguir.

Mas nem sempre é fácil. Tendemos a ver a lembrança como o desafio, mas o esquecimento também pode ser difícil. Troquei a senha da minha conta da Netflix há mais ou menos um mês, e por várias semanas desde então não conseguia impedir meus dedos de digitarem a antiga senha quando instigados pelo cursor. A memória muscular da minha antiga senha persistia, interferindo na recuperação da nova lembrança da nova senha — e na formação dessa nova memória muscular nos meus dedos. Precisei esquecer a senha antiga e substituí-la pela nova.

Se eu pudesse deixar a memória da antiga senha em paz, o tempo acabaria por enfraquecê-la e apagá-la. Mais eis o problema: não posso deixá-la em paz. Continuo ativando e reforçando a solidez da memória da antiga senha toda vez que a digito sem querer.

Embora boa parte do esquecimento que experimentamos tenda a ser acidental e passivo — devido ao declínio natural das conexões biológicas ou a uma falta de rememoração regular —, existem, em cada fase do processamento da memória, jeitos de esquecer ativamente aquilo que não queremos manter. Como descrito anteriormente, o primeiro passo para construir uma lembrança é codificar uma experiência ou informação. Você precisa perceber e prestar atenção para construir uma lembrança. Então um jeito de esquecer de forma intencional é, para início de conversa, não prestar atenção. Desvie o olhar. Não escute. Crie uma distração. A informação não será codificada. Esse é o método dedos-nos-ouvidos, lá-lá-lá-não-tô-te-ouvindo do esquecimento intencional. O redirecionamento motivado da atenção é um jeito poderoso de assegurar que uma experiência ou informação não será retida.

Mas digamos que você prestou atenção e a informação se infiltrou no seu cérebro. Você então pode, de forma consciente ou inconsciente, descartar a informação e esquecer de maneira seletiva durante o processo de consolidação. Por exemplo, tendemos a limitar a consolidação de informações negativas a nosso respeito, e essas informações nunca são armazenadas a longo prazo. Separamos as coisas pouco lisonjeiras e nos esquecemos delas.

Em um estudo divertido sobre tendência à positividade, os psicólogos deram aos indivíduos um teste de personalidade falso. Os testes eram "computados" e cada indivíduo recebia o mesmo resultado falso — uma lista de 32 traços de personalidade descrevendo o indivíduo, alguns positivos e alguns nem tanto. Depois solicitavam aos indivíduos que lembrassem o máximo possível de traços.

Do que eles se lembraram? Lembraram bem mais traços positivos do que negativos, *a menos* que lhes dissessem que a lista de traços dizia respeito a outra pessoa. Nesse caso, lembraram-se de um número equivalente de traços positivos e negativos. Possuímos uma tendência à positividade em relação a como enxergamos a nós mesmos. Tendemos a consolidar de forma seletiva e a nos lembrar das características boas sobre nós mesmos e a excluir ativamente e a nos esquecer das ruins.

Bem, e se você quiser se esquecer de uma lembrança que já foi consolidada e alcançou o armazenamento de longo prazo? Nesse caso, você quer evitar a exposição às deixas e ao contexto que vão disparar sua recordação. Fique longe daí. Não pense na lembrança nem fale a respeito dela. Não a repasse inadvertidamente. Se você se flagrar começando a cantar a musiquinha daquele comercial, pare de cantar. Cancele, cancele.

Não termine a música. Redirecione seus pensamentos. Resista a ativar os circuitos neurais dessa lembrança indesejada, porque, toda vez que a rememorar por inteiro, você vai reforçá-los. Quanto mais for capaz de deixá-la em paz, mas ela vai se enfraquecer e ser esquecida.

Claro, essa estratégia é bem mais fácil de explicar do que de pôr em prática, e é especialmente difícil para pessoas que vivenciaram um trauma. Pessoas com transtorno de estresse pós-traumático (TEPT) não conseguem parar de relembrar, reviver e reconsolidar lembranças indesejadas, e infelizmente esses indivíduos reforçam sem querer essas lembranças a cada recordação inoportuna. Impedir a ativação até mesmo de parte de uma lembrança indesejada — e sobretudo dos aspectos emocionais da experiência — pode dar ao tempo a chance de fazer sua mágica, permitindo à lembrança desaparecer. Mas isso pode parecer impossível. Pessoas com TEPT não conseguem parar de se lembrar de um estupro, de um acidente de carro, de um dia de combate. Não conseguem esquecer.

Outra abordagem possível e provavelmente mais promissora para o esquecimento de lembranças traumáticas pede à pessoa para continuar a revisitar a lembrança com a intenção de introduzir alterações. Como explicado anteriormente, podemos, quando revisitamos uma lembrança de algo que aconteceu, alterar aquilo, e então reconsolidamos e armazenamos a versão 2.0, substituindo a original. A revisão da lembrança é no geral feita de modo involuntário.

Mas e se pudéssemos moldar cuidadosamente a versão 2.0, de modo que a lembrança atualizada do que aconteceu não contivesse mais os detalhes que induzem ao trauma? E se, sob a orientação de um terapeuta capacitado, pudéssemos reformatar lembranças dolorosas ao omitir detalhes que induzem ao medo e à ansiedade durante a reconsolidação? Ao tirar vantagem da propensão à edição da memória episódica, talvez lembranças dolorosas possam ser substituídas por versões mais gentis, amenas e emocionalmente neutras daquilo que aconteceu.

Se você não consegue evitar as deixas e o contexto e a recordação da lembrança, nas palavras da Elsa do filme *Frozen*, *let it go*: deixe para lá. Diga ao seu cérebro: "Esquece isso. Não guarde isso. Deixe para lá." Seu cérebro talvez obedeça. A autoinstrução pode funcionar, e acredita-se que isso acontece porque ela desvia a consolidação antes de lembranças serem criadas e ativa programas de sinalização neural que deliberadamente apagam lembranças já formadas.

A visualização também pode ajudar com pedidos autodirigidos para esquecer. Sobrecarregado pelo excesso de informações, Shereshevsky estava desesperado para livrar o cérebro das lembranças indesejadas e supérfluas. Ele imaginou as lembranças inoportunas pegando fogo, as informações se elevando em chamas e fumaça, restando apenas cinzas. Ótimas imagens, mas, infelizmente para Shereshevsky, a lembrança permaneceu teimosamente embutida no cérebro.

Felizmente ele persistiu. Ele imaginou a lembrança daquilo que queria esquecer como informações sem significado desenhadas em giz branco em um quadro-negro. Então se imaginou apagando essa imagem, deixando o quadro limpo. Essa visualização funcionou. Através das imagens e da tendência intencional para remover a lembrança da consciência, Shereshevsky, um homem famoso por lembrar tudo, foi abençoadamente capaz de esquecer.

Substituir uma memória muscular grudenta como a de digitar a senha antiga ou o costume de dar uma tacada de golfe que foi aprendida de forma errada por uma nova memória requer uma estratégia diferente. Como a memória muscular é executada sem o comando consciente, essas habilidades procedimentais memorizadas serão impermeáveis a pedidos conscientes para darem o fora. Em vez disso, substituímos a senha velha pela nova ou uma tacada de golfe por uma jogada melhor do mesmo jeito que aprendemos a versão mais antiga. Prática, prática, prática. Digite a nova senha várias vezes até seus dedos preferirem automaticamente a versão 2.0. Continue balançando aquele taco até o novo movimento se tornar automático, reescrevendo a memória muscular para como balançar um taco.

O que é que medeia o esquecimento motivado? Não sabemos. Embora a neurociência do esquecimento intencional ainda seja incipiente, uma futura compreensão de como o cérebro esquece de maneira ativa pode muito bem nos dar um entendimento melhor de transtornos neurológicos e mentais como o TEPT, a depressão, o autismo, a esquizofrenia e o vício. Em todas essas condições, a incapacidade de esquecer deixas associadas a lembranças se prova inadequada.

Então, ainda que desejemos uma memória incrível, não podemos depositar todo o ônus e todo o crédito na lembrança. Um sistema de memória que funciona de modo perfeito envolve um equilíbrio delicadamente orquestrado entre o armazenamento e a eliminação dos dados: lembrar e esquecer. Quando funciona perfeitamente, a memória não lembra de tudo. Ela retém aquilo que é significativo e útil, e descarta aquilo que não é. Ela mantém o sinal e expurga o ruído. É provável que nossa capacidade de esquecer seja tão vital quanto nossa capacidade de lembrar.

12

Envelhecimento normal

O esquecimento é, em qualquer idade, um componente normal da memória humana. Esquecemos porque não prestamos atenção, porque não dispomos das deixas ou do contexto certos, porque o que aconteceu era rotineiro e desimportante, porque nunca apostamos na prática, porque não dormimos o bastante ou estamos estressados demais ou porque tempo demais se passou. Conforme envelhecemos, contudo, o esquecimento se torna, bom, mais velho.

À medida que envelheceu, você notou algumas mudanças não muito agradáveis na aparência e no desempenho do seu corpo. Seu cabelo pode estar ficando grisalho, pés de galinha podem estar raspando os cantos dos seus olhos e algo que parece ser um sulco está se formando entre suas sobrancelhas. Você já não consegue mais ler as instruções de lavagem em etiquetas de roupas sem os óculos, e seu tempo naquela corrida anual de cinco quilômetros é provavelmente alguns minutos a mais do que no ano passado. Ah, é, e sua memória não parece mais tão poderosa quanto costumava ser. Para dizer o mínimo.

A sua memória, imprevisivelmente lenta, instável e impassível, pode estar agindo como um funcionário relapso, frequentemente atrasado e despreparado para as reuniões, que não atende o telefone e sempre é pego dormindo e babando à mesa. Sua memória nem sempre agiu dessa forma (ou é o que você acha que lembra). Ela costumava ser bem boa no serviço. Ultimamente, nem tanto.

Sua queixa mais comum: sua memória demora para encontrar a palavra que você está buscando. Ela pode ou não estar na ponta da língua. Você espera diante de uma plateia cheia de expectativa, frustrado e constrangido enquanto a conversa para e seu silêncio esquisito prossegue. Parece que todo o circuito do seu cérebro entrou em ponto morto, e, se imagina o que está acontecendo dentro da sua cabeça, tudo o que você consegue visualizar é aquela rodinha arco-íris fatal da Apple girando interminavelmente.

Por fim, felizmente, a palavra brota na sua consciência. Você lembra, e o alívio é palpável. Mas você fica com uma angústia permanente, que parece maior e carrega mais pressentimentos: a que se deveu essa falha?

É muito provável que esse episódio seja um exemplo do esquecimento normal da meia-idade, que não necessita de uma ida a um neurologista. Um lapso de memória inofensivo. Um sinal de um sistema de memória ficando mais velho, não um sinal patológico de doença.

Vamos começar pelas boas notícias. A capacidade geral da memória não declina à medida que envelhecemos. Por exemplo, o envelhecimento não prejudica a memória muscular. Você não vai deixar de saber como se anda de bicicleta quando fizer cinquenta anos, e, salvo por alguma doença ou lesão cerebral, continuará a saber como se vestir, se alimentar, usar o celular, digitar e-mails para seus netos e ler este livro quando tiver noventa. A memória muscular se mantém estável com o passar dos anos. Sua *execução* daquilo que sabe fazer, no entanto, pode não ser o que costumava ser. Os músculos do seu corpo podem estar mais fracos e menos flexíveis, seu tempo de resposta provavelmente é mais lento e você não consegue enxergar e ouvir tão bem como quando era mais jovem. Mas você ainda sabe fazer aquilo que aprendeu — se ao menos seu corpo idoso ainda estivesse à altura da tarefa.

Em geral, adultos mais velhos possuem um repertório de memórias semânticas (informações e vocabulário adquiridos) mais amplo do que o dos jovens adultos. Acumulamos conhecimento com a idade, e felizmente não ocorre com ele o que ocorre com o colágeno no seu rosto. Pessoas mais velhas sabem mais do que as jovens. E continuamos a ser capazes de consolidar e armazenar memórias semânticas à medida que envelhecemos. Lembra-se de Akira Haraguchi, o engenheiro aposentado do Japão que recitava 111.700 dígitos do pi de cabeça? Ele tinha 69 anos quando realizou esse feito. Um cérebro saudável que envelhece continua a ser capaz de feitos impressionantes.

Contudo, como você pode ter previsto, várias funções da memória normalmente decaem à medida que ficamos mais velhos. Vamos voltar à manifestação comum do esquecimento — todas aquelas palavras que somem misteriosamente. *Ai, qual é o nome dele?* O esquecimento normal e associado à idade é mais pronunciado com a evocação livre do estado de PDL, e a frequência do estado de PDL no geral aumenta por volta dos quarenta. Se não tiver as deixas certas — ou pior, qualquer deixa —, e não for instado a reconhecer um rosto em uma fotografia ou a selecionar a palavra correta entre A, B ou C, mas precisar do seu cérebro simplesmente para lembrar de algo que você sabe que sabe, essa tarefa da memória se torna mais difícil na medida em que você envelhece.

Embora pareça que a nossa capacidade de evocação livre está decaindo à medida que envelhecemos, o reconhecimento e a familiaridade são, por sorte, estáveis. Não consigo lembrar o nome do ator que protagonizou *The Sopranos*, mas não vou ter nenhum problema em reconhecer o nome dele se você me mostrar a resposta, mesmo daqui a décadas. Que o reconhecimento fica intacto também revela que essa informação semântica ainda está armazenada e a salvo no meu cérebro e que essa lembrança não desapareceu com a idade. A palavra sumida e bloqueada ainda está na minha cabeça. Mas a informação se torna, sim, mais difícil de pescar a qualquer momento à medida que os anos se acumulam.

Normalmente, a recuperação da memória episódica também declina à medida que envelhecemos. Esquecemos mais daquilo que aconteceu, mas aquilo que lembramos é tão preciso (e impreciso) quanto as recordações das pessoas mais jovens. Como observamos na discussão sobre a memória prospectiva no capítulo 9, somos deploráveis em lembrar de forma confiável o que pretendemos fazer mais tarde, e, depois dos cinquenta anos, essa performance medíocre só piora. Anotar aquilo que você precisa fazer mais tarde não é um sinal de fraqueza ou motivo de vergonha em qualquer idade. É apenas bom senso.

Também experimentamos um declínio perceptível da memória de trabalho com a idade, tanto no circuito auditivo quanto no rascunho visuoespacial. Então, se eu recitar depressa um número de telefone ou uma senha de wi-fi, você vai ter mais dificuldade de manter essa informação na sua memória de trabalho quando tiver sessenta do que quarenta. A informação evapora do momento presente mais rápido à medida que você envelhece.

A velocidade de processamento normalmente começa a decair no início dos trinta anos, o que significa que leva mais tempo para você aprender informações novas e mais tempo para recuperar informações armazenadas. Sua habilidade de manter a atenção também diminui à medida que você envelhece. De modo que você é menos capaz de bloquear estímulos que distraem aos cinquenta anos do que aos trinta, e, como precisa prestar atenção para criar novas lembranças, sua habilidade de lembrar é afetada.

A recuperação também sofre um golpe aqui. Décadas antes de a minha avó demonstrar qualquer sinal do Alzheimer, ela com frequência me chamava de Anne, Laurel ou Mary. Ela tinha cinco filhas, quatro noras e muitas netas. À medida que envelhecia, ela, enquanto tentava lembrar meu nome, se tornava menos capaz de ignorar esses nomes relacionados, concorrentes e que provocavam distração.

Você também se torna menos capaz de prestar atenção a mais de uma coisa ao mesmo tempo à medida que envelhece. Então, se duas coisas estão acontecendo simultaneamente, é menos provável que você sequer se lembre de uma delas, quanto mais das duas. Além disso, novas associações entre fragmentos de informação antes desconectados são mais difíceis de serem lembradas com a idade. Então, você pode se lembrar de macaco-banana tão bem quanto as pessoas mais jovens, mas é menos provável que se lembre de macaco-avião.

A recuperação da memória passa a usar lentes cor-de-rosa à medida que ficamos mais velhos e mostramos uma tendência crescente de relembrar as coisas boas e esquecer das ruins. Por exemplo, adultos mais jovens e mais velhos que viram uma série de fotografias que eram emocionalmente positivas, neutras ou negativas tiveram a lembrança dessas imagens testada mais tarde. Como seria de se esperar, de modo geral os sujeitos mais velhos se lembraram de menos fotografias do que os adultos mais jovens. A turma mais jovem se lembrou melhor das fotos emocionantes do que das imagens neutras, e imagens positivas e negativas foram lembradas igualmente bem. Mas o grupo mais velho se lembrou de duas vezes mais fotografias positivas, e o número de fotos negativas lembradas foi mais ou menos idêntico ao número de imagens neutras. Quando lhes mostravam as fotografias emocionalmente negativas antes esquecidas, as pessoas mais velhas reconheciam todas facilmente. Então, essas fotografias conseguiam penetrar na memória delas, mas, quando elas eram instadas a lembrar do que tinham visto, as imagens emocionalmente negativas não eram recuperáveis de forma consciente.

Com certeza, deve haver alguma coisa que possamos fazer para combater os efeitos normais, porém corrosivos, do envelhecimento no rendimento da memória. Esse declínio na construção, na recuperação e na velocidade de processamento da memória não é inevitável, é? Você não vai gostar disso, mas aparentemente a resposta é que, *em última instância*, é inevitável. Se você se alimentar todos os dias de rosquinhas, só sair para correr se alguém lhe perseguir, sacrificar o sono regularmente para maratonar todas as temporadas da última série da Netflix até as três da manhã e sofrer de estresse crônico, você definitivamente vai acelerar o envelhecimento da memória. Ou, se fizer a dieta mediterrânea ou a MIND (uma combinação da dieta mediterrânea e da dieta DASH [*dietary approaches to stop hypertension*, na sigla em inglês], que discutirei mais adiante neste livro), praticar exercícios regularmente, meditar todos os dias e dormir oito horas por noite, você sem dúvida alguma vai melhorar o desempenho da sua memória de curto prazo. Você provavelmente também vai estender a vida útil da sua memória juvenil por mais tempo. Essas escolhas saudáveis de estilo de vida também têm potencial para prevenir a demência. Mas o estilo de vida não pode impedir a água de penetrar em um barco velho e furado para sempre.

Como uma analogia, pense na sua pele. Se você se estender debaixo do sol quente todos os dias sem protetor solar, sua pele vai envelhecer mais rápido do que se usar chapéu e protetor solar e ficar quase sempre dentro de casa. Mesmo assim, em algum momento, não importa o que você faça, se viver por tempo suficiente, sua pele, como sua memória, vai começar a envelhecer. Assim como alguns de nós ficam mais ou menos enrugados e caídos do que outros, sua memória não será afetada pela idade da mesma forma que a pessoa com idade semelhante ao seu lado. Algumas pessoas de setenta anos têm memória mais afiada e ágil do que outras. Mas, para a maior parte, é provável que o desempenho da memória fique mais lento e menos poderoso do que era quando esses mesmos sujeitos tinham trinta anos.

E que tal aplicar o ditado "camarão que dorme a onda leva" ao seu cérebro que envelhece? Manter-se mentalmente ativo pode preservar o desempenho da sua memória à medida que fica mais velho? Ainda que permanecer cognitivamente ativo seja uma ferramenta que podemos usar para construir um cérebro resistente ao Alzheimer, não há nenhuma informação convincente para sustentar que fazer isso previne ou diminui a velocidade de qualquer uma das transformações normais da memória que acompanham o envelhecimento.

Estudos envolvendo jogadores de xadrez de elite, professores, pilotos e médicos — "os camarões que não dormem" no sentido do ditado — mostraram uma diminuição, com a idade, da lembrança e do desempenho da memória de um modo geral, mesmo em sua área de especialização. A precisão das dobraduras de papel para origami decaiu quatro por cento por década tanto entre arquitetos quanto entre não arquitetos, embora os arquitetos ainda estivessem usando as habilidades da memória espacial com frequência no trabalho.

Muitas pessoas se entretêm com os chamados jogos para o cérebro na esperança de manter a boa forma da memória, mas o desempenho e o tempo gasto nesses jogos não se aplicam à aptidão mental geral. Você se sairá melhor nesses exercícios cognitivos em particular, mas ainda ficará empacado no nome do ator que interpreta o Tony Soprano. Se entreter com jogos para a memória não previne os lapsos de memória que você vai vivenciar com o envelhecimento normal. Os sujeitos que passam mais tempo fazendo palavras-cruzadas não estão menos propensos a vivenciar um declínio do funcionamento da memória associado à idade do que aqueles que não fazem palavras-cruzadas.

Mas eis as boas notícias. Ainda que o envelhecimento aconteça e seja uma parte inevitável do ser humano se você estiver vivo, e várias das funções da memória decaiam naturalmente com a idade, sua experiência geral não precisa ser de declínio da memória. O emprego das estratégias e do conhecimento que você aprendeu neste livro — prestar atenção, diminuir as distrações, repassar, pôr-se à prova, criar significado, usar a imaginação visual e espacial, manter um diário — vai melhorar a memória em qualquer idade. Eles podem ter um efeito menos poderoso no desempenho da sua memória aos setenta do que teriam se tivessem trinta, mas esses métodos ainda funcionam. Akira Haraguchi poderia ter sido capaz de memorizar 200 mil dígitos do pi se tivesse tentado aos 29 anos, mas aquilo que sua memória de 69 anos foi capaz de lembrar através de repetição, foco, imagens visuais e narrativa ainda é incrivelmente impressionante. Essas ferramentas também estão à disposição da sua memória, em qualquer idade. Você só precisa usá-las.

13

Alzheimer

"Duas semanas atrás, acordei ao lado da minha esposa, com quem estou casado há 34 anos, e levei dez minutos para lembrar quem era ela. Sabia que era alguém importante, mas não conseguia ligar os pontos." Esse é apenas um dos inúmeros lapsos devastadores de memória que meu amigo Greg O'Brien compartilhou comigo. Aclamado jornalista, Greg se apresentou para mim muitos anos atrás em um e-mail. Parecia um bilhete feito para me atrair e impressionar, e estava justamente pensando nisso quando li:

> Não fique demasiado impressionada com quanto este e-mail é articulado. Levei mais ou menos duas horas para escrever. Anos atrás, teria escrito isso em cinco minutos ou menos. Mas valeu o tempo.

Greg tinha sido diagnosticado dois anos antes com Alzheimer precoce aos 59 anos de idade. As pessoas sempre me perguntam se há uma diferença nítida entre esquecer por conta do envelhecimento normal e esquecer por conta do Alzheimer. A resposta? Com certeza.

Esse primeiro e-mail do Greg foi o início de uma das grandes amizades da minha vida. Com o passar dos anos, à medida que a doença continua a roubar progressivamente a memória dele, falamos de basicamente tudo — do bom, do ruim, do feio e do francamente horrendo.

Houve a vez em que ele me encontrou em um café no meio do inverno usando roupas ensopadas. Abracei-o e, sentindo o frio úmido da camisa dele nas minhas mãos, perguntei:

— O que aconteceu?

Quando ele havia retirado as roupas da secadora em casa, elas ainda estavam molhadas. Incapaz de lembrar como operar a máquina ou de reorientar o pensamento para um novo plano que envolveria pegar roupas secas do armário, Greg pôs as roupas molhadas.

Em outra ocasião, estávamos autografando livros juntos quando ele se inclinou e sussurrou:

— Não consigo lembrar como se escreve a letra *Q*.

Desenhei-a em um pedaço de papel e passei para ele por baixo da mesa como uma criança levada na sala de aula.

No tempo em que ele ainda dirigia e eu estava, de forma carinhosa, importunando-o para que parasse de dirigir, ele viu um cervo no meio da estrada, desviou e capotou o Jeep. Enquanto estava de cabeça para baixo, momentos antes do que poderia ter sido a própria morte, ele disse que pensou: "Lisa Genova vai me matar."

Então, o que está acontecendo dentro do cérebro de Greg? O comprometimento da memória devido ao Alzheimer (com frequência chamado de *demência*, um termo genérico que inclui insuficiências de memória, linguagem e cognição) não é causado pela diminuição da velocidade de processamento ou pela atenção reduzida. Nos estágios iniciais da doença, a demência é o resultado de uma guerra molecular nas sinapses neurais envolvidas na consolidação e na recuperação de lembranças, tornando essas conexões inviáveis. Nos estágios avançados da doença, o esquecimento é causado pela morte e perda dos próprios neurônios.

Embora as causas moleculares do Alzheimer ainda sejam debatidas, a maior parte dos neurocientistas acredita que a doença começa quando uma proteína chamada "beta-amiloide" passa a formar placas nas nossas sinapses. Na fase inicial, a pessoa não faz a menor ideia de que aquilo está acontecendo. Durante esse estágio, que ficou para trás há muitos anos, Greg não estava vivenciando nenhum sintoma de esquecimento anormal. Acreditamos que leve de quinze a vinte anos para um acúmulo de placas amiloides aparentemente inocente atingir um ponto crítico, provocando então uma cascata molecular que causa emaranhados, neuroinflamação, morte celular e esquecimento patológico.

Pense nas placas amiloides como um fósforo aceso. Sozinho, o fósforo aceso não causa nenhum problema, mas, no ponto crítico, incendeia a floresta. O cérebro fica em chamas com o Alzheimer. E a pessoa vivencia uma perda de memória significativa e anormal.

Pelo lado positivo, demora um tempo bem longo para o cérebro desenvolver Alzheimer. Mas eis as más notícias: se já passou dos quarenta, é provável que tenha placas amiloides se acumulando no seu cérebro agora mesmo. Antes de essas placas se acumularem até um ponto crítico, seus lapsos de memória podem ser algo como:

Por que entrei nesse cômodo?
Ah, qual é o nome dele?
Onde pus as chaves?

Totalmente enlouquecedores, mas cem por cento normais. Depois do ponto crítico, os lapsos no funcionamento da memória são consideravelmente diferentes daqueles do esquecimento normal. Bem depois de cruzar o ponto crítico, Greg costuma esquecer o que aconteceu alguns minutos atrás, o que eu ou ele acabamos de dizer e o que aconteceu ontem.

"Acordo de manhã e não consigo lembrar do que fiz", conta ele. "Acontece o tempo todo. Ou estou escrevendo em um café e alguém que conheço vem dizer oi. A gente conversa. E aí uma hora depois essa pessoa vai vir de novo, e vou dizer: 'Bom te ver. Como você está?' E a pessoa vai dizer: 'A gente conversou tem mais ou menos uma hora.' E eu não tenho nenhuma lembrança do papo, nem mesmo de ter visto aquela pessoa."

O Alzheimer começa no hipocampo, que a essa altura você sabe que é uma estrutura do cérebro essencial para a formação de lembranças novas e conscientemente armazenadas. Assim, o primeiro sintoma do Alzheimer no geral é o esquecimento do que aconteceu mais cedo naquele dia ou até mesmo instantes antes, e é a razão pela qual as pessoas com Alzheimer repetem a mesma história ou pergunta várias vezes.

Esse tipo de esquecimento acelerado não é normal. Lembranças antigas já formadas estão seguras por enquanto, mas as novas informações, que normalmente seriam consolidadas em uma memória duradoura pelo hipocampo e estariam disponíveis para serem recuperadas mais tarde, estão perdidas. As pessoas com Alzheimer podem esquecer o que comeram no almoço algumas horas antes (ou até mesmo que almoçaram), e ainda ser capazes de lhe contar com riqueza de detalhes uma história sobre uma caminhada até a escola sessenta anos antes.

Mas todos nós passamos pela experiência de esquecer algo que seu marido ou esposa acabou de dizer, de perder o fio da meada em uma conversa, de não lembrar se desligou o forno cinco minutos atrás. De que maneira esses lapsos cotidianos são diferentes do Alzheimer? Se você não tem Alzheimer e presta atenção ao que seu parceiro ou sua parceira está dizendo, vai lembrar o que ele ou ela disse (é sério, gente, tentem). Prestar atenção ao que estou dizendo não é garantia de nada para Greg. É difícil construir novas lembranças quando você tem Alzheimer, e só fica mais difícil, porque uma parte cada vez menor de seu hipocampo está disponível para a tarefa.

Não conseguir lembrar as palavras certas é outro sintoma inicial do Alzheimer. Mas eu já lhe disse que pensar "Ah, qual é o nome dele?" é normal e que no geral se torna mais frequente com a idade. Então, da próxima vez que ficar preso no ator que interpretou Tony Soprano, como você pode saber se está vivenciando um momento PDL ou se é Alzheimer?

Pessoas de 25 anos vivenciam vários lapsos de memória PDL por semana, e essa frequência aumenta com o envelhecimento, mas Greg, aos 69 anos, vivencia esse tipo de bloqueio de palavras dúzias de vezes por dia. Não há pistas. A primeira letra não se levanta e acena. Em vez de basicamente ficar preso em nomes próprios, Greg tem brancos com palavras comuns quase com a mesma frequência do que tem com nomes.

Estar perto de uma pessoa com Alzheimer nessa fase pode se parecer muito com um jogo frustrante de mímica.

> Você pôs aquilo na mala?
> Aquilo o quê?

Aquilo. De limpar os dentes.
Escova de dentes?
Isso!

Além disso, pessoas com Alzheimer passam a usar palavras cada vez mais simples. *Bolsa* em vez de *mala* ou *maleta*. *Papel* ou *troço* em vez de *documento*.

Esse tipo de bloqueio não é uma inconveniência desconfortável e compreensível. É perda de memória severa e profunda. É demência. Por exemplo, se Greg vê alguém que conheceu a maior parte da vida em um lugar onde não esperava vê-lo, o que agora corresponde a setenta por cento das vezes, ele não consegue se lembrar do nome daquele indivíduo. Branco.

> Digo à pessoa que tenho um problema de memória. A pessoa no geral responde "Tá tudo bem, Greg", e aí me diz o nome dela, no geral seguido por um abraço. Talvez esse seja o início das atitudes gentis em relação à demência. Acho que o abraço não é pena de mim, mas a compreensão de que eles podem encarar a mesma jornada algum dia.

Antes de ter Alzheimer, quando tentava se lembrar de um nome ou termo bloqueado, Greg costumava fazer o que a maioria de nós faz: procurar no cérebro. Passar pelas letras do alfabeto. Percorrer os circuitos neurais em uma tentativa de caçar ou até mesmo de tropeçar no circuito neural conectado à palavra. *Espere aí. Eu sei que está aqui. Posso ativar os neurônios certos.* Com o Alzheimer, Greg sabe que a palavra não vai flutuar até a superfície por conta própria, porque está submersa no atoleiro lúgubre da doença.

Então, ele deixa o cérebro de lado e em vez disso procura no Google:

> Mantenho o notebook comigo o tempo todo. Brinco de charadas com o Google — "tem som de" para descrever no geral o nome, o acontecimento ou o lugar. Então se estou tentando lembrar do nome *Broadway*, vou digitar "Lugares de entretenimento em

Nova York", ver o que aparece. Se não achar, posso acrescentar "Onde a bola cai em Nova York no Ano-Novo". Terei "Times Square" como resultado. Então vou digitar "Times Square em Nova York" ou "Melhores peças em Nova York".

Claro, caio direto na toca do coelho e nunca encontro aquilo que estava procurando. Se me perder ou ficar distraído, aperto várias vezes seguidas na flechinha de voltar para refazer meus passos. Às vezes consigo descobrir o que estava procurando desse jeito. Às vezes simplesmente desaparece.

O Alzheimer não fica só no hipocampo, infelizmente. Ele faz uma excursão assassina, invadindo outras regiões do cérebro. À medida que se espalha pelos lobos parietais, onde a informação espacial é processada, as pessoas com Alzheimer começam a se perder em lugares conhecidos. Se leu *Para sempre Alice*, você talvez lembre que o Alzheimer estava interferindo na recuperação da memória espacial de Alice quando ela de repente se viu perdida na Harvard Square, uma zona que havia considerado a casa dela por 25 anos. (No filme, que transferiu a história para Nova York, Alice ficou desorientada e perdida no *campus* da Universidade de Columbia.)

O Alzheimer também vai comprometer os circuitos neurais nos córtex pré-frontal e frontal — as partes do cérebro desenvolvidas mais recentemente. Com essas regiões afetadas, os indivíduos experimentam prejuízos no pensamento lógico, na tomada de decisões, no planejamento e na resolução de problemas. Quando Greg não conseguiu redirecionar o pensamento para um plano que envolvesse usar roupas secas em vez de roupas molhadas da secadora, ele estava sentindo o Alzheimer no córtex frontal.

Também passamos a ver o comprometimento da memória resultante de uma capacidade prejudicada de prestar atenção. As pessoas com Alzheimer começam a perder chaves, carteiras, celulares, óculos, notebooks e dinheiro. Como humanos distraídos no mundo de hoje, todos nós vivenciamos com frequência momentos de "Onde está aquele negócio?". Como podemos saber se eles são normais ou sintomas iniciais do Alzheimer?

Se no fim você encontra as chaves na mesinha ao lado da porta ou no bolso do casaco, seu momento de esquecimento provavelmente é normal. Frustrante, mas nada com que se preocupar. É bem possível que você não tenha prestado atenção ao lugar onde as colocou. Seus níveis de placas amiloides ainda estão abaixo do ponto crítico.

Se, em vez disso você encontra as chaves na geladeira, o episódio é mais preocupante. Se encontra as chaves e pensa, por um instante, "Pra que é que isso serve?", então você não está experimentando um sinal do envelhecimento normal da memória. Esquecer para o que as chaves são usadas é uma falha da memória semântica que poderia ser um sintoma de uma doença no seu sistema de memória.

Compartilhei antes uma história sobre não conseguir encontrar meu carro em um estacionamento. Estava com pressa e não prestei atenção ao lugar em que estacionei antes de abandonar o carro e sair correndo para falar em uma conferência. Menos de duas horas depois, voltei à garagem e não conseguia lembrar onde havia estacionado. Subi e desci rampas sem sucesso. Assim que concluí que meu carro devia ter sido roubado, me deparei com ele. Mas a culpa pelo meu carro desaparecido não foi de modo algum uma falha na recuperação da memória. Foi da falta de atenção. Eu não tinha de fato esquecido nada. Sem dedicar minha atenção ao lugar em que estacionei, nunca formei uma lembrança da localização dele para início de conversa.

Pense na experiência de Greg. No tempo em que ainda dirigia, ele dirigiu o Jeep amarelo dele até um lixão. Ele saiu, despejou o lixo e aí ficou ali parado, atordoado, se perguntando como ia chegar em casa. No intervalo de um minuto, ele havia esquecido que tinha dirigido até ali. O Jeep amarelo estava esperando bem na frente dele, mas essa pista, a mais óbvia dentre todas as pistas, não conseguiu ativar nem a memória episódica (*Você acabou de dirigir até o lixão*) nem a memória semântica (*Esse Jeep amarelo aqui pertence a você*).

Ele passou à resolução do problema da melhor forma que podia e pensou nas opções. "Eu podia ligar para o Connor [filho dele]. Podia andar. Podia pedir para alguém aqui me dar uma carona. Olhei ao redor à procura de alguém para me levar para casa, sem nunca lembrar que dirigi até lá. Sem nunca me dar conta de que eu estava parado bem na frente do meu Jeep amarelo."

E aí, de repente, de algum jeito, a pista encontrou uma via neural que não estava bloqueada pela doença e disparou a ativação dessas lembranças. "Espere aí, esse é o meu Jeep. Eu dirigi até aqui. Posso dirigir para casa. A luz apagou no cérebro, e então, felizmente, acendeu de novo." Por ora.

O Alzheimer também bloqueia a amígdala e o sistema límbico, as regiões do cérebro que controlam o humor e as emoções. Então a tristeza, a raiva e a luxúria podem se tornar desreguladas e desinibidas. Seu pai, que sempre foi muito calmo, passa a ser propenso a acessos de raiva assustadores. Greg sente raiva com frequência. Minha avó começou a mexer com todo homem bonito no supermercado.

O Alzheimer também invade o circuito que guarda a memória muscular. Quando isso acontece, as pessoas com Alzheimer esquecem como fazer as coisas que aprenderam a fazer. Greg esqueceu como desenhar a letra Q. Minha avó esqueceu como manusear o talão de cheques, como jogar bridge e como cozinhar. Em algum momento, elas vão esquecer como se vestir, como se lavar, como comer um sorvete de casquinha e como engolir comida.

Ainda que o Alzheimer de início interfira na construção de lembranças, ele finalmente, e em certo sentido de forma mais trágica, destrói as redes de conexões neurais que guardam nossas lembranças mais antigas já armazenadas. Nesse estágio, minha avó não sabia mais quem eu era. Temo o dia em que Greg não vai mais se lembrar de mim. Na ausência de uma cura, esse dia com certeza e infelizmente vai chegar.

A progressão dos primeiros sintomas do esquecimento para o estágio final do Alzheimer leva uma média de oito a dez anos. A doença por fim compromete profundamente a construção e a recuperação de qualquer tipo de lembrança. O esquecimento devido ao Alzheimer é generalizado, catastrófico e trágico, e não é normal.

PARTE III

Melhorar ou prejudicar

14

Veja no contexto

Lembrar ou esquecer alguma coisa depende de vários fatores. Como você já aprendeu, construir uma lembrança requer atenção. Prestar atenção é a primeira coisa que você pode fazer para melhorar sua memória em qualquer idade, e a falta de atenção vai comprometê-la. Sempre. Você também viu que repassar, pôr-se à prova, usar imagens visuais e espaciais, usar mnemônicas, surpresa, emoção e significado melhoram a memória. O que mais impulsiona ou bloqueia a formação e a recuperação de lembranças? Com frequência nossa capacidade de lembrar depende do contexto.

Sem meus óculos, não consigo mais ler cardápios, instruções de lavagem em etiquetas de roupas, bulas de medicamentos, nem livros. Uma noite dessas eu estava instalada na cama, animada para me aconchegar no capítulo seguinte do livro que estava lendo, e me dei conta de que não estava com meus óculos. *Que saco. Provavelmente os deixei na cozinha.*

Saí da cama, desci a escada, entrei na cozinha e acendi a luz. Olhei em volta, perplexa. Não tinha a mínima ideia do motivo de estar naquele cômodo.

Meu cérebro começou a brincar de detetive. Sabia que eu tinha saído da cama e descido até a cozinha para buscar alguma coisa. Mas o quê? Examinei o cômodo — geladeira, torradeira, bananas em uma tigela, minha jaqueta pendurada no encosto de uma das banquetas. Nada me vinha à mente. Eu vim até aqui para pegar alguma coisa para comer? Não. Precisava de água? Não. Não conseguia lembrar.

Derrotada, voltei para o quarto, e pá! *Meus óculos!* Lá fui eu escada abaixo de novo. Pelo menos estava fazendo exercício.

Esquecer o motivo pelo qual você entrou em um cômodo é uma das queixas de lapsos de memória mais comuns que escuto, logo atrás de esquecer nomes e onde deixamos as chaves e o celular. Todos nós passamos pela experiência de entrar em um cômodo e coçar a cabeça em uma dúvida estupefata. Por que estou aqui?

Por que isso acontece? No meu exemplo, literalmente tive o pensamento "Vá pegar seus óculos na cozinha" apenas segundos antes de fisicamente chegar ali. Como esse pensamento, essa lembrança, evaporou tão depressa da minha mente? Por que minha memória do que pretendia fazer fracassou na cozinha e foi bem-sucedida momentos depois no quarto? Por que tive de pensar e pensar em vão na cozinha, mas, no quarto, lembrei o que queria na mesma hora e sem esforço?

A resposta tem a ver com contexto. A recuperação da memória é bem mais fácil, rápida e propensa a ser resgatada por inteiro quando o contexto para a lembrança combina com o contexto que estava presente quando a memória foi construída. Vemos esse fenômeno com a memória prospectiva (o que planejamos fazer), episódica (o que aconteceu), semântica (informações que aprendemos) e muscular (como fazer coisas).

No exemplo que acabei de dar, a memória do que eu queria — vá à cozinha pegar seus óculos — estava codificada no meu quarto, cercada por um contexto específico repleto de deixas: hora de dormir, o exemplar de *Indomável* na minha mesa de cabeceira, os livros nas minhas estantes. Quando cheguei na cozinha, não havia nada para me lembrar do que eu queria. A geladeira, a torradeira, as bananas em uma tigela, minha jaqueta. Não havia deixas na cozinha (além dos óculos, nos quais não reparei) para disparar a memória do que eu precisava. Além disso, essas deixas na verdade desviaram a caçada, me empurrando por vias neurais associadas ao café da manhã e ao clima frio fora de época, circuitos neurais que *não* levariam aos óculos de leitura. Em vez disso, o contexto da cozinha interferiu na minha capacidade de lembrar por que fui até lá. Assim que voltei ao quarto, estava parada no meio das deixas que estavam presentes quando criei essa intenção. A recuperação foi então fácil e imediata.

Todos estamos mais propensos a recordar alguma coisa com exatidão se o aprendizado e a lembrança acontecem sob as mesmas condições. Meu estudo favorito sobre a memória que depende do contexto ou da situação envolve um grupo de mergulhadores de alto-mar da costa da Escócia. Metade decorou uma lista de palavras sem relação entre si DEBAIXO D'ÁGUA, a seis metros de profundidade. A outra metade decorou a mesma lista NA PRAIA. Mais tarde, todos foram requisitados a escrever quantas palavras conseguissem lembrar da lista e foram requisitados a lembrá-las tanto DEBAIXO D'ÁGUA quanto NA PRAIA. Os quatro grupos eram:

> Aprenderam a lista DEBAIXO DE ÁGUA e foram requisitados a lembrar da lista DEBAIXO DE ÁGUA
>
> Aprenderam a lista DEBAIXO DE ÁGUA e foram requisitados a lembrar da lista NA PRAIA
>
> Aprenderam a lista NA PRAIA e foram requisitados a lembrar da lista NA PRAIA
>
> Aprenderam a lista NA PRAIA e foram requisitados a lembrar da lista DEBAIXO DE ÁGUA

O que aconteceu? A recordação era significativamente melhor quando as condições do teste batiam com as condições do aprendizado. Se os mergulhadores decoravam as palavras debaixo da água, eles lembravam mais palavras debaixo da água do que se fossem testados na praia. Da mesma forma, se os mergulhadores decoravam as palavras na praia, eles se saíam melhor quando testados na praia do que debaixo da água. Combinar o contexto onde você está tentando lembrar com as condições em que estava quando aprendeu a informação melhora a lembrança. Condições desiguais a prejudicam.

Uma vez que a maior parte de nós não é mergulhador de alto-mar, vamos pensar em um exemplo mais acessível. Você alguma vez já voltou à sua escola primária, sua casa ou sua vizinhança da infância, e sua consciência foi na mesma hora inundada por lembranças vívidas, ricamente elaboradas daquele período da vida? Digamos que você cresceu em uma fazenda na área rural de Vermont, mas agora é um executivo de 55 anos de idade trabalhando em um escritório no trigésimo andar de um prédio em Manhattan. Se eu lhe pedisse para me contar algumas lembranças de quando você tinha dez anos, provavelmente teria pouco a oferecer. Fora de contexto, essas lembranças não estão prontamente disponíveis. Mas, se fosse fazer uma viagem para o norte e visitasse sua cidade natal, teria várias histórias para compartilhar. A cerca de madeira, o salgueiro-chorão, as placas de rua, a casa da sra. Daly, o celeiro vermelho — o contexto iria disparar a recuperação das lembranças consolidadas ali e esquecidas há muito tempo, lembranças nas quais você pode não ter pensado em trinta, quarenta, cinquenta anos. Essas lembranças dependem do contexto.

Mas o contexto significa mais do que só o lugar em que estava quando construiu ou recordou uma lembrança. Também pode significar com quem você estava, o período do dia ou ano, o clima. Além disso, não é limitado ao que estava do lado de fora. O contexto pode ser interno — seu estado emocional ou fisiológico.

É bem mais fácil evocar lembranças que batem com o humor em que você está. É mais provável que se lembre de momentos felizes quando está de bom humor e momentos infelizes quando se sente deprimido (o que pode reforçar e exacerbar seu estado melancólico). Quando está zangado com a pessoa com quem se casou, é mais provável que lembre de todas as coisas ruins a respeito dela. Essa lista está bem ao seu alcance e é longa. Quando está no auge da paixão, a pessoa amada é a perfeição em todos os sentidos.

Você estava com fome, com calor, exausto, estressado ou com sede enquanto estudava para uma prova ou se preparava para uma apresentação? Você será mais capaz de se lembrar dessa informação se estiver no mesmo estado em que estava quando a assimilou. Da mesma forma, se aprendeu alguma coisa quando estava sob efeito de cafeína, sua memória para o que aprendeu será melhor se estiver sob efeito de cafeína quando tentar lembrar.

Por que as coisas são assim? A planilha que você está estudando não é a única coisa que é consolidada na sua memória. Tudo o que você sente enquanto estuda aqueles números é possivelmente vinculado à memória da mesma forma. O contexto — tanto o interno quanto o externo — se torna parte da lembrança, e a ativação de qualquer parte da lembrança pode servir de gatilho para a recuperação de outras partes.

Digamos que você esteja estudando para uma prova de vocabulário. Enquanto estuda, você também está ouvindo Eminem, sentindo o cheiro de lavanda de uma vela perfumada e comendo jujubas. Digamos ainda que você esteja cansado porque ficou acordado até as duas da manhã maratonando várias temporadas de *Friends* em vez de estudar o vocabulário. E talvez você esteja ansioso porque quer tirar uma boa nota, mas ainda não sabe as palavras, e está se sentindo enjoado por comer tantas jujubas. Sua melhor opção para tirar dez é fazer a prova quando estiver se sentindo cansado, ansioso e enjoado, usando um hidratante de lavanda, mastigando jujubas e cantando Eminem mentalmente. Você não vai querer fazer a prova descansado, relaxado, comendo chips de couve e ouvindo Mozart.

Até mesmo a língua pode fornecer contexto. Digamos que sua avó seja italiana e emigrou para os Estados Unidos quando tinha doze anos. Ela falou inglês desde então. Se você perguntar a ela a respeito de uma lembrança de infância, é mais provável que ela lhe responda em italiano (ou ela pode recuperar a lembrança na cabeça dela em italiano e aí traduzi-la para você).

Então, da próxima vez que entrar em um cômodo e congelar porque não consegue se lembrar de jeito nenhum por que foi até ali, não surte. Esse branco não é uma crise existencial, nem uma razão para suspeitar de Alzheimer. Mas também não fique ali parado tentando forçar a resposta na consciência. Seu cérebro não funciona desse jeito. Volte ao cômodo em que estava antes — seja literal ou mentalmente —, onde teve o pensamento "Vá pegar X". Revisite o contexto, e ele graciosamente fornecerá a resposta a você.

E, se beber um *frappuccino mocha* enquanto estiver estudando para uma prova, beba um *frappuccino mocha* enquanto estiver fazendo a prova. Verei você algum dia na fila de autógrafo de um livro, e você pode me agradecer pelo dez.

15
Estressado

A menos que seja o Dalai Lama, você já deve ter passado por doses significativas regulares, senão diárias, de estresse. Uma pandemia de um vírus, outro massacre a tiros, mais divisão política, a perda do emprego, mensalidades da universidade, uma conta de hospital astronômica, prazos no trabalho, trânsito, a criação dos filhos, um divórcio, um pai ou mãe doente, solidão, a incerteza quanto à longevidade do casamento, do emprego, do país, do planeta. Aproximadamente 79% dos estadunidenses dizem que se sentem estressados de vez em quando ou frequentemente todos os dias.

Várias evidências científicas demonstram que o estresse persistente e não tratado é tóxico para o corpo e o cérebro. O estresse crônico pode contribuir para o desenvolvimento de várias doenças e males, como diabetes tipo 2, doenças cardíacas, câncer, infecções, distúrbios da dor, ataques de pânico, insônia, depressão e Alzheimer. Sem ferramentas eficazes para combater o estresse contínuo, muitas pessoas acabam vítimas de algum vício e das "mortes por desespero". O estresse em si não é mortal, mas a exposição excessiva a ele cria a oportunidade para várias outras coisas nos matarem.

E quanto à memória? O estresse é bom ou ruim para a memória? Assim como no caso do contexto, depende.

O estresse é a percepção de qualquer perigo, ameaça ou desafio. Antigamente, digamos há um milhão de anos, o estresse era externo. Notávamos que um predador ou um inimigo estava prestes a atacar, e o cérebro e o corpo ativavam na mesma hora a resposta ao estresse, permitindo que reagíssemos.

No entanto, os tempos mudaram de forma dramática. Como você está lendo este livro agora mesmo em tempos modernos, você presumivelmente, espero, não está em uma situação de vida ou morte. Deve estar sentado em um sofá confortável. Talvez tenha um cobertor macio no colo. Nada externo está ameaçando fisicamente o seu bem-estar.

Mas os pensamentos dentro da sua cabeça podem ser uma experiência perigosa. Como conseguimos lembrar, imaginar, ruminar e nos preocupar, podemos — internamente — estar correndo para salvar nossa vida. O estresse psicológico pode ser causado por uma falta aparente de segurança, controle, previsibilidade, apoio social ou pertencimento. Mesmo se o fator de estresse que está percebendo ou antecipando nunca acontecer, você terá vivido a resposta ao estresse no seu cérebro e corpo simplesmente ao imaginá-lo. Quando se trata de passar pela experiência do estresse, seus pensamentos são tão reais quanto um leão faminto ou um cara armado na sala de estar.

Essa resposta aguda ao estresse é a resposta lutar-ou-fugir do seu sistema nervoso simpático. Quando a amígdala percebe um desafio ou uma situação ameaçadora, ela na mesma hora envia um sinal de alarme para o hipotálamo. O hipotálamo passa o bastão via neurotransmissores para a glândula pituitária, que libera um hormônio na corrente sanguínea. O hormônio então age nas glândulas adrenais, que se situam em cima dos rins, dizendo a elas para liberar hormônios de estresse.

Os dois cavalos de batalha, ou hormônios de estresse, liberados pelas suas glândulas adrenais são a adrenalina e o cortisol. A *adrenalina* é de ação rápida, um alarme de emergência efêmero que mobiliza o cérebro e o corpo para agir agora mesmo. Ela acelera a frequência cardíaca, respiração e pressão sanguínea, desviando sangue e energia de tudo aquilo que não é essencial, tipo o crescimento celular e a digestão (não faz nenhum sentido digerir aquela refeição se você pode ser morto nos próximos cinco minutos), e em direção aos seus membros (*Corra! Lute!*). Ela também melhora seus sentidos e sua capacidade de concentração enquanto inibe sua capacidade de pensar, então você pode reagir na mesma hora sem tirar um tempo para pesar prós e contras.

O *cortisol* é um pouco mais lento que a adrenalina. Enquanto a adrenalina entra em cena em segundos, o cortisol se movimenta de quinze minutos a uma hora depois do surgimento do fator de estresse. Ele mobiliza a glicose (energia), então você pode reagir fisicamente a uma situação de estresse. Significativamente, ele também desliga toda a resposta ao estresse.

Essa resposta é feita para ser um estado fisiológico temporário, rápido na ativação e no desligamento, tendo em vista a sobrevivência. Ela mobiliza o cérebro e o corpo para reagirem a uma ameaça ou a um desafio iminentes. Isso não faz mal. Muito pelo contrário, você precisa dessa resposta ao estresse para funcionar normalmente todos os dias — para fazer aquela apresentação hoje no trabalho, para pisar no freio quando o carro da frente para de forma inesperada e até mesmo para se forçar a sair da cama de manhã.

Então, como um catalisador agudo de estresse afeta a memória? De forma resumida, ele ajuda você a construir novas lembranças de uma situação estressante em que está, mas prejudica sua capacidade de recuperar lembranças já formadas. Mas vamos aprimorar um pouco esse resumo, porque há nuances.

O estresse agudo no geral facilita a construção de novas lembranças. Primeiro, uma breve explosão de algo estressante aumenta sua atenção, e, como você já aprendeu no livro, prestar atenção é essencial para a construção de lembranças. Segundo, além de mobilizar o corpo e o cérebro para a ação imediata, a adrenalina e o cortisol também ativam a liberação de um neurotransmissor chamado *noradrenalina* na sua amígdala. Em resposta, sua amígdala manda um sinal para seu hipocampo que basicamente comunica: "Ei, essa coisa estressante que está acontecendo agora deve ser de importância vital — consolide! Crie uma lembrança!" O cortisol também pode agir diretamente nos receptores do hipocampo para promover a consolidação da memória.

Então, se no caso de um acontecimento estressante que seja único e temporário, o estresse pode melhorar a memória. Dar cortisol a indivíduos antes de eles verem imagens estressantes aumenta a lembrança dessas imagens quando os indivíduos são testados mais tarde. Sem as glândulas adrenais, você teria uma memória mais fraca para informações e eventos que ocorrem enquanto está estressado do que a de pessoas com glândulas adrenais.

Mas, embora a exposição ao estresse agudo melhore a construção de novas lembranças, ela não favorece sua capacidade de se lembrar de *tudo*. Como nossos sentidos e atenção ficam acentuados, porém limitados, durante a resposta lute-ou-fuja, o cardápio de detalhes disponíveis para serem consolidados em uma lembrança também é limitado. Então, apresentamos uma memória aprimorada para as informações centrais de uma situação estressante, mas uma memória piorada para detalhes periféricos. Por exemplo, se você tivesse testemunhado um assalto à mão armada a um banco (muito estressante), é provável que se lembrasse da arma (a causa central do seu estresse) com riqueza de detalhes, mas talvez não da quantidade de pessoas no banco ou da aparência dos caixas.

Além disso, enquanto o estresse agudo melhora a construção da lembrança no que diz respeito a detalhes centrais da experiência estressante, ele não facilita a construção da lembrança no que diz respeito a informações neutras. Indivíduos nos quais se injetou adrenalina e a quem foram mostradas imagens neutras não demostraram uma construção de lembrança melhor do que os indivíduos do grupo de controle com solução salina. E o estresse não melhora a construção de lembranças não relacionadas com o fator de estresse. Digamos que você seja uma universitária estudando para uma prova de física que tem de manhã. Você tem um bocado de informações complexas para dominar, está sob pressão, e quer tirar dez. Todo esse estresse agudo vai ajudar na consolidação da informação que você está tentando aprender. Mas, se sua colega de quarto interromper o estudo para contar uma história sobre a vez em que ela viajou para a Islândia, seu nível elevado de estresse não vai melhorar sua capacidade de construir uma lembrança da história que ela acabou de contar. A história da sua colega sobre a Islândia não está relacionada com o estresse que você está sentindo em relação à prova de física.

O grau de estresse agudo que você está vivenciando também conta. Se você fosse traçar a relação entre o estresse sentido e a construção de lembranças, o gráfico assumiria a forma de um *U* invertido. Com estresse escasso associado à prova de física, você não teria ativação suficiente da amígdala para aprimorar a consolidação da lembrança no hipocampo. Com estresse demais, você estaria em um estado de sobrecarga, incapaz de prestar atenção, ou de processar as informações. Há um nível ideal de estresse temporário para a construção de lembranças relacionadas à situação estressante, e esse nível varia de indivíduo para indivíduo. Alguns de nós têm grande tolerância ao estresse agudo, enquanto outros cedem sob pressão.

Ainda que estar temporariamente estressado possa facilitar a construção de novas lembranças, o estresse também pode prejudicar a capacidade de recuperar lembranças que já foram armazenadas. Imagine que você estudou para uma prova final. Você assimilou as informações e está confiante de que se sairá bem na prova. No entanto, quando chega na sala de aula, de repente se sente ansioso. Seu coração está batendo, suas mãos estão suadas e seu estômago está embrulhado. Você lê a primeira questão e tem um branco total. Você sabe que sabe a resposta, mas seu cérebro não consegue recuperá-la. Ficar empacado só aumenta o estresse que você já está sentindo.

Vários estudos demonstram que o estresse diminui a velocidade da recuperação da memória. Por exemplo, indivíduos que receberam cortisol mostraram déficits na evocação de informações assimiladas anteriormente em comparação com indivíduos que receberam solução salina. Se a liberação do cortisol é bloqueada, a recuperação da lembrança estabelecida é normal.

De maneira que o estresse temporário e moderado melhora a construção das lembranças, ele pode prejudicar a recordação. Mas o que acontece se você estiver frequente ou constantemente estressado, como quase todos estamos? O estresse crônico faz algum bem para a memória? Não. Na verdade, o estresse contínuo é desastroso para a memória.

Eis o que ocorre. Digamos que o que quer que esteja estressando você não desaparece — você tem um chefe tirano, está em uma relação abusiva ou tem um filho doente. Ou encontra um fator de estresse atrás do outro — você se envolveu em um acidente de carro e quebrou o braço e aí perdeu o emprego e agora não consegue pagar as contas. Sua resposta lute-ou-fuja está sendo reativada várias vezes, e o cortisol é liberado o tempo todo. A válvula de desligamento no seu hipotálamo logo se torna insensível à presença de tanto cortisol e para de responder. Como resultado, a resposta ao estresse continua ligada. Seu corpo e cérebro agora estão em um estado desgovernado e contínuo de lute-ou-fuja.

Isso não ajuda a memória. Quando o estresse crônico alerta sua amígdala sem parar, você gasta tempo e energia demais no seu cérebro primitivo e emocional e não no seu cérebro pensante. O estresse inibe o córtex pré-frontal, prejudicando sua capacidade de pensar. Você pode reagir de imediato, sem tirar um tempo para pesar os prós e os contras de fazer isso ou aquilo, o que é ótimo se tiver que fugir correndo de um leão nesse exato momento. Mas, sob estresse crônico, você vai ter muita dificuldade de pensar com clareza.

O que é ainda mais preocupante: se estiver sob estresse constante, você vai começar a perder neurônios no hipocampo. Você deve ter ouvido em algum lugar por aí que, se um neurônio adulto é eliminado, ele se foi para sempre; que as células do cérebro adulto não conseguem se regenerar. Esse dogma foi desmentido em 1990. A neurogênese (o crescimento de neurônios) ocorre ao longo da vida em várias partes do seu cérebro, e de forma mais notável no hipocampo... a menos que seu hipocampo seja constantemente imerso em um banho de cortisol. O estresse crônico inibe a neurogênese no hipocampo. Então, se você está passando por uma experiência de estresse incessante e que não é tratado, terá um hipocampo menor, o que significa menos neurônios disponíveis para consolidar lembranças, o que significa que sua capacidade de construir novas lembranças será prejudicada.

Os neurônios hipocampais expostos de maneira contínua ao estresse e ao cortisol também parecem mais vulneráveis a danos por outras lesões, como derrames e Alzheimer. Em um estudo sobre os níveis de estresse visíveis em 1.100 mulheres de 38 a sessenta anos conduzido ao longo de 35 anos, mulheres que relataram vivenciar estresse crônico tiveram um risco de Alzheimer 65% mais alto. Em outro estudo, pessoas sob estresse crônico tinham duas vezes mais chances de desenvolver Alzheimer do que as pessoas que se sentiam menos estressadas, e as pessoas com estresse crônico tinham dez vezes mais chances de desenvolver alguma deterioração cognitiva em mais de cinco anos.

Estresse crônico é ruim para a memória. Mas a vida hoje em dia é estressante. Não podemos controlar a política global, o clima ou a próxima pandemia. Você não pode se livrar do chefe hostil, de um prazo de entrega opressivo ou do engarrafamento aparentemente interminável no qual está preso. Você não consegue impedir o estresse de entrar pela porta o dia inteiro. Então o que podemos fazer? Estamos condenados a viver em um estado de ansiedade suarenta, com o hipocampo encolhido sendo cozido em uma sopa de cortisol ineficaz, incapaz de lembrar do que acabamos de ler de tão estressados?

Ainda que não necessariamente consigamos nos libertar do estresse da vida, podemos influenciar amplamente a resposta do cérebro e corpo a cada situação estressante em que nos encontramos. Por meio de ioga, meditação, uma dieta saudável e esporte, e do exercício da atenção, da gratidão e da compaixão, podemos nos condicionar a ser menos reativos, a colocar freios no trem desgovernado da resposta ao estresse, a nos manter saudáveis diante da ansiedade tóxica. Todas essas abordagens demonstraram reduzir os níveis elevados de pressão sanguínea, inflamação, ansiedade e estresse vivenciado. Elas também restabelecem os níveis de cortisol. Essas destruidoras do estresse crônico também podem aprimorar a memória ao melhorar a neurogênese no hipocampo. Por exemplo, os hipocampos no cérebro de pessoas que meditaram por trinta minutos por dia eram significativamente maiores depois de oito semanas do que essa região era antes de as pessoas começarem com essa prática diária. Pessoas com idade semelhante que não meditavam não mostraram nenhuma alteração no tamanho do hipocampo. Resultados parecidos foram encontrados entre aqueles que praticam exercícios com regularidade.

Considerando a longa lista de fatores de estresse com que você se depara regularmente, eu apostaria que o esquecimento é um deles. Você se sente frustrado, amedrontado ou preocupado toda vez que não consegue se lembrar de um nome, que se esquece de buscar a roupa na lavanderia ou que tenta descobrir onde pôs o celular? Você fica estressado com frequência com esses lapsos de memória rotineiros?

Agora que você compreende que o estresse agudo pode interferir na lembrança e que o estresse crônico pode literalmente fazer seu hipocampo encolher, sabe que se preocupar com o esquecimento pode ser uma profecia autorrealizável. Então vamos respirar fundo, todos juntos. Da próxima vez que lutar para encontrar o nome daquele surfista famoso ou se esquecer de comprar leite no mercado, você pode lembrar que esses são exemplos de esquecimento normal e, espero eu, consiga relaxar. É normal esquecer. Se você se estressar com isso, vai acontecer ainda mais.

16

Vá dormir

Se amanhã as farmacêuticas apresentassem um comprimido que pudesse melhorar sua memória e diminuir significativamente o risco do Alzheimer, você tomaria? Quanto pagaria por esse remédio? Bom, isso já existe.

Chama-se sono.

Quando eu era criança, minhas amigas e eu sonhávamos em ser super-heroínas. Os poderes que apareciam na nossa lista de desejos eram voar, ficar invisível e viajar no tempo. Eu assinava embaixo de todos esses, mas também sonhava em ter o superpoder de nunca precisar dormir.

Ainda desejo esse poder. Imagine todos os livros que eu poderia ler e escrever, os idiomas que poderia aprender, tudo o que poderia realizar se não precisasse desperdiçar tantas horas inconsciente!

Pressupondo um descanso noturno de oito horas (entendendo que poucos de nós chegam a essa quantidade), nós, humanos, passamos um terço da vida dormindo. Se tiver sorte o bastante para viver até os 85 anos, então você passará 248.200 horas adormecido. É o equivalente a 28 anos inteiros dormindo! Se você tem cinquenta anos, isso significa que já passou dezesseis anos da sua vida adormecido. São dezesseis anos sem ler, sem trabalhar, sem pensar, sem socializar, sem brincar e sem amar. Da mesma forma, outros animais tampouco estão caçando, comendo, acasalando ou se limpando enquanto dormem. Por que os humanos e outros animais evoluíram para dedicar tanto tempo a não fazer nada?

A resposta está na pergunta. O sono não é um estado opcional no qual não se faz nada. Não é um estado passivo e vazio de inconsciência, um período patético de descanso para os desmotivados, uma perda de tempo lamentável, nem mesmo uma simples ausência de vigília. O sono é um estado biologicamente movimentado e vital para a saúde, a sobrevivência e o bom funcionamento do corpo. Não dormir o suficiente garante a você um maior risco de desenvolver doenças cardíacas, câncer, infecções, transtornos mentais, Alzheimer e danos à memória.

O sono está fazendo algo superpoderoso.

Em relação à memória, o sono desempenha um papel importantíssimo de várias maneiras. Primeiro, você precisa dormir para prestar atenção. Se não dormir o suficiente esta noite, seu córtex frontal vai estar se arrastando no trabalho de manhã, e sua capacidade de se concentrar vai estar arrastada. Agora você sabe que o primeiro passo na construção de uma lembrança é notar aquilo de que vai lembrar. E, para notar alguma coisa, você precisa tanto perceber aquilo quanto prestar atenção. Então, ao garantir que os neurônios do seu córtex frontal estão alertas, ativos e prontos para cumprir seu dever, o sono fornece a atenção de que você precisa para codificar novas lembranças.

Mas uma melhora na atenção provavelmente é o menos impressionante dos efeitos poderosos do sono na memória. O sono também clica no botão SALVAR dessas lembranças codificadas há pouco tempo. Ele salva as lembranças em duas etapas: primeiro, o padrão único de atividade neural que teve lugar no seu cérebro enquanto você estava vivenciando, aprendendo e até mesmo repassando alguma coisa acordado é reativado durante o sono. Acredita-se que essa repetição neural ajude na junção dessas conexões, cimentando-as em uma única memória. De fato, a quantidade de repetição que ocorre durante o processo de consolidação enquanto você cochila bate com a quantidade de lembranças que será capaz de recordar depois que acordar.

Dormir ajuda a consolidar novas lembranças, e não dormir o suficiente interfere na consolidação. Depois de uma noite de sono horrível, você provavelmente passará, no dia seguinte, pela experiência de alguma forma de amnésia retrógrada. Algumas das suas lembranças de ontem podem ser confusas e inexatas, ou até mesmo estarem ausentes. Foi demonstrado que a lembrança de listas, associações combinadas, padrões, lições de livros didáticos e o que aconteceu hoje melhoram de vinte a quarenta por cento depois do sono em comparação com a lembrança seguida de um período de tempo equivalente de vigília. Lembrar amanhã da memória semântica e episódica criada hoje será significativamente mais fácil depois de uma noite de sono. Esse benefício deriva do tempo que se passou dormindo e não só da passagem do tempo.

Além de melhorar a memória episódica e semântica, o sono também otimiza a memória muscular. Todos sabemos que a repetição melhora o aprendizado de uma habilidade. A prática leva à perfeição. Mas o que acontece se acrescentarmos o sono a essa receita?

Em um estudo que examinou os efeitos do sono no aprendizado de uma tarefa envolvendo a memória muscular, os indivíduos foram solicitados a apertar quatro chaves numéricas no computador nessa ordem específica, 4-1-3-2-4, com a mão não dominante, da forma mais rápida e exata que conseguissem, durante trinta segundos. Eles praticaram a tarefa doze vezes e, em média, o desempenho de todos melhorou cerca de quatro por cento.

Todos os indivíduos foram testados novamente para a mesma tarefa doze horas depois. Metade do grupo passou essas doze horas acordada e não demonstrou nenhuma melhora na velocidade ou precisão. A outra metade também foi testada doze horas depois, mas dormiram oito horas seguidas. A velocidade dos participantes aumentou cerca de vinte por cento, e a precisão melhorou cerca de 35%. Esse aumento significativo na habilidade da memória não foi atingido através do exercício contínuo ou da simples passagem do tempo. Essas pessoas melhoraram porque dormiram!

O sono aparentemente é importante para todas as habilidades da memória muscular. As pessoas precisam dormir para consolidar os passos separados, conscientes e deliberados, em uma memória muscular contínua e automática. O sono facilita o domínio de uma habilidade — quando você não tem mais que pensar na posição de cada dedo nas teclas do piano enquanto lê todas as notas na partitura e pode simplesmente tocar a peça de memória. Sem qualquer prática adicional, você vai se sair melhor no que está aprendendo depois que tiver dormido. A prática leva à perfeição, se você dormir.

Tirar uma soneca também tem seus poderes. A mesma sequência da tarefa de digitar com os dedos 4-1-3-2-4 foi usada para ver se a soneca ia melhorar a memória motora tanto quanto uma noite inteira de repouso. Depois de aprenderem a tarefa, metade dos indivíduos tirou uma soneca de sessenta a noventa minutos. A outra metade ficou acordada. Os indivíduos que tiraram uma soneca melhoraram o desempenho anterior à soneca em cerca de dezesseis por cento. Os indivíduos que não tinham tirado uma soneca não demonstraram nenhuma mudança no desempenho.

Todos os indivíduos foram testados mais uma vez no dia seguinte, depois de terem desfrutado de uma noite de sono plena. O grupo que havia tirado uma soneca no dia anterior melhorou o desempenho ainda mais, de dezesseis para 23%. A melhora do desempenho do grupo que não havia tirado uma soneca passou de zero para 24%. Eles haviam emparelhado com os que tiraram uma soneca. De modo que tirar uma soneca pode lhe dar uma vantagem de desempenho naquele mesmo dia, mas não supera o que será obtido com uma noite inteira de sono.

Vários estudos mostram que as pessoas pioram no aprendizado de novas coisas conforme o dia avança. A menos que tirem uma soneca. Mas como uma soneca melhora sua capacidade de aprender coisas novas? Não temos certeza, mas eis a hipótese com que a maioria dos especialistas está trabalhando. Diferente do córtex, o hipocampo não tem uma capacidade ilimitada de armazenamento. Digamos que você esteja em uma decoreba intensa para uma prova amanhã, tentando memorizar uma quantidade gigantesca de informação. Hipoteticamente, você é capaz de atingir a capacidade máxima do seu hipocampo, de modo que consolidar mesmo que umas poucas das novas lembranças construídas durante a soneca pode liberar um espaço extremamente necessário para consolidar coisas novas.

Sonecas, portanto, ajudam você a reter o que já aprendeu e parecem ajudar a abrir espaço para o que vai aprender. Qual a duração que essas sonecas precisam ter? Uma soneca de vinte minutos deve ser tempo suficiente para lhe garantir vários dos benefícios do aprimoramento da memória sem o risco da sonolência ou da inércia que acompanham os repousos mais longos no meio do dia.

Antes um cri-cri diante das sonecas, o autor Daniel Pink agora as adora. Ele também acrescenta um adorno interessante: o "sonecafé". Ele bebe café logo antes de tirar uma soneca de vinte minutos. Quando acorda, várias de suas lembranças recém-formadas terão sido consolidadas em um armazenamento duradouro e estável; o hipocampo abarrotado dele terá sido de alguma forma liberado; e a cafeína do café, que demora cerca de vinte minutos para entrar na corrente sanguínea, já quase terá iniciado seu efeito, ativando os neurônios do córtex frontal para prestarem atenção. Isso que é uma soneca de respeito!

Se eu ainda não lhe convenci de que dormir o suficiente é um superpoder essencial para a memória, aperte o cinto. Evidências cada vez mais numerosas sugerem que o sono é importantíssimo para reduzir o risco de desenvolver Alzheimer. Como mencionado, a maioria dos neurocientistas acredita que o Alzheimer é causado por um acúmulo de placas amiloides. Normalmente, a proteína amiloide é removida e metabolizada nas células gliais, os zeladores do cérebro. Como um grupo, essas células formam o departamento de saneamento e limpeza do cérebro. Durante o sono profundo, suas células gliais dão descarga em qualquer detrito metabólico que tenha se acumulado nas suas sinapses enquanto você estava ocupado acordado. O sono profundo é uma espécie de detox para o cérebro. E uma das coisas mais importantes a serem removidas durante o repouso noturno é a proteína amiloide.

Mas o que acontece se você não garantir o suficiente de sono profundo? As células gliais não terão tempo suficiente para terminar de limpar seu cérebro, e você vai acordar de manhã com amiloide de ontem nas sinapses. Uma ressaca amiloide.

Uma única noite sem dormir pode levar a um aumento das proteínas amiloide e tau (outro biomarcador capaz de assinalar o Alzheimer) no líquido cefalorraquidiano. Se continuar a dormir pouco, a proteína amiloide vai continuar a se acumular noite após noite, e você vai chegar mais e mais perto do ponto crítico aterrorizante — mais e mais perto do diagnóstico de Alzheimer.

Foi demonstrado também que o acúmulo de amiloide atrapalha o sono, o que por sua vez vai causar mais acúmulo de amiloide, causando um ciclo vertiginoso que se retroalimenta e acelera a formação de placas.

O que todas essas informações sugerem? Dormir pouco é provavelmente um fator de risco significativo no desenvolvimento do Alzheimer.

Mas qual a quantidade suficiente de sono? Os adultos humanos evoluíram para precisar de sete a nove horas de sono por noite. Menos do que isso compromete o funcionamento do sistema cardiovascular e do sistema imunológico, a saúde mental e a memória. Deixe-me repetir esse argumento, porque vários de vocês provavelmente só passaram rapidinho por essas palavras, ou presumiram que cinco ou seis horas por noite estão de bom tamanho, ou não acreditaram em mim. Os dados da ciência do sono são muito claros nessa conexão entre sono e saúde. Toda noite, seu processo de sono combate ativamente as doenças cardíacas, o câncer, as infecções e os transtornos mentais. A vitalidade de cada sistema de órgãos no seu corpo — incluindo seu cérebro — é melhorada quando você dorme o suficiente, mas sua saúde e capacidade de lembrar são drasticamente comprometidas quando você não faz isso. Dormir menos do que sete a nove horas por noite apresenta um risco real para a saúde, tanto no dia seguinte quanto no resto dos dias. Dormir é um superpoder enorme, mas é uma faca de dois gumes.

Antigamente, éramos bons em dormir o suficiente. De acordo com uma pesquisa da Gallup de 1942, os adultos estadunidenses dormiam uma média de 7,9 horas por noite. Mas os tempos mudaram. A maior parte das culturas desenvolveu uma atitude de desprezo em relação ao sono. Nessa época moderna de atividade incansável, de pressão para ter tudo e fazer tudo, de ansiedade nas alturas, tempo passado diante de telas e horas noturnas assistindo sem parar à segunda temporada inteira de *Maravilhosa sra. Maisel* de uma vez só, estamos dormindo bem menos do que antigamente. Hoje, adultos nos Estados Unidos, no Reino Unido e no Japão dormem uma média de 6,5 horas por noite.

Estamos nos privando de sono e tendemos a nos orgulhar disso. Mas promover um estilo de vida que envolve qualquer coisa abaixo de sete a nove horas de sono por noite é fanfarronice desinformada. Especialistas no sono são unânimes em relação à quantidade de repouso noturno de que precisamos. Precisamos de sete a nove horas por noite. Qualquer coisa menos que isso é prejudicial para nossa saúde e memória.

Em resumo, se você não dormir de sete a nove horas hoje à noite,

- Os neurônios do seu córtex pré-frontal estarão preguiçosos amanhã, prejudicando sua capacidade de prestar atenção e de codificar novas lembranças importantes;
- Você não vai se lembrar de forma tão nítida e completa do que aprendeu e vivenciou ontem;
- Você não vai ver nenhuma melhora ao balançar o taco de golfe, apesar das aulas de ontem e dos dezoito buracos;
- Você pode limitar prematuramente o que é capaz de aprender hoje, e
- Você pode aumentar seu risco de desenvolver Alzheimer.

Bons sonhos...

17

Prevenção ao Alzheimer

A idade é o fator de risco principal do Alzheimer. A perda de memória devida ao Alzheimer raramente é vista abaixo dos 65 anos, mas depois disso os números mudam depressa. Nos Estados Unidos, uma em cada dez pessoas de 65 anos tem Alzheimer. Aos 85 são uma em cada três, e se aproxima rapidamente de uma em cada duas. Metade de nós.

Mas não podemos fazer nada a respeito do envelhecimento. Se vivermos o bastante, o esquecimento devido ao Alzheimer é o destino do nosso cérebro? Para a maioria de nós, não. O Alzheimer não é uma etapa normal do envelhecimento. Só dois por cento das pessoas com Alzheimer têm a forma da doença puramente herdada, que se manifesta de forma precoce. Em 98% das vezes, o Alzheimer é causado por uma combinação de genes herdados e da forma como vivemos. Embora não possamos fazer nada a respeito do nosso DNA, a ciência demonstra que a maneira como vivemos pode afetar de forma drástica o acúmulo das placas amiloides. Isso, por sua vez, significa que, como o câncer e as doenças cardíacas, há coisas que podemos fazer para prevenir o Alzheimer. E, uma vez que não desenvolvemos Alzheimer da noite para o dia — o acúmulo de placas amiloides pode levar de quinze a vinte anos antes de apresentarmos sintomas de Alzheimer —, temos um bocado de tempo para implementar algumas estratégias de prevenção.

Vamos começar pelo que você pode comer e beber. Vários estudos atuais demonstraram que as pessoas que consomem alimentos da dieta mediterrânea ou da dieta MIND (uma combinação da dieta mediterrânea e da DASH) reduzem o risco de Alzheimer em um nível que vai de um terço até metade. Esses resultados são significativos. Se eu lhe disser que a Food and Drug Administration, a agência federal do Departamento de Saúde e Serviços Humanos dos Estados Unidos, acabou de aprovar um remédio que reduz seu risco de Alzheimer em cinquenta por cento, você tomaria? Aposto que sim. Tanto a dieta mediterrânea quanto a MIND incluem folhas verdes, frutas silvestres coloridas, nozes, azeite, grãos integrais, leguminosas e peixe (sobretudo peixes ricos em ácidos graxos ômega-3, que nosso corpo não produz por conta própria).

Faz anos que as pessoas me perguntam, com uma piscadela e um aceno de cabeça de brincadeira, se elas deviam beber vinho tinto para prevenir o Alzheimer. Eu sempre as decepciono. A resposta é não. Simplesmente não há dados irrefutáveis para respaldar o argumento de que o vinho reduz o risco de Alzheimer ou qualquer outra demência. Todos os estudos que sugerem o contrário são falhos demais para produzir quaisquer conclusões úteis. Infelizmente, mesmo assim esses estudos produziram manchetes enganosas e a lenda urbana para lá de Bagdá de que beber duas taças de vinho tinto por dia é uma recomendação para prevenir o Alzheimer. Mas há zero evidência para respaldar essa tese.

Mesmo se as pesquisas sobre o resveratrol (o composto do vinho tinto que tem sido apontado como um defensor da memória) e a função cerebral em ratos revelassem uma remoção amiloide e uma melhora cognitiva (não revelam), você teria de beber mais ou menos vinte garrafas de vinho tinto por dia para obter uma dosagem equivalente de resveratrol. Para ser bem clara, nenhum estudo demonstrou que beber qualquer quantidade de vinho tinto reduz o risco de Alzheimer. Por outro lado, é provável que beber álcool de qualquer tipo aumente o risco de Alzheimer ao interferir na qualidade e quantidade do sono.

E quanto ao chocolate? Foi demonstrado que o chocolate melhora a atenção (através da cafeína), e já descrevi o quanto a atenção é um ingrediente essencial para a construção das lembranças. Então isso é um bônus. Mas por enquanto não há evidências irrefutáveis que mostram que o chocolate reduz o risco de Alzheimer. Foi mal, gente. Como a pesquisa com o vinho tinto, os estudos sobre o chocolate e o Alzheimer até hoje foram muito mal projetados e, portanto, não produzem conclusões úteis. Dito isso, o chocolate (ainda mais do tipo amargo) é uma fonte de antioxidantes, que supostamente desempenham um papel na redução da inflamação que contribui para a morte celular no Alzheimer. Então, em tese, o chocolate, como qualquer outro alimento ou tempero com propriedades antioxidantes, pode proteger o cérebro de alguns dos danos causados pelos radicais livres e inflamações. Mas ainda não temos esses dados.

E quanto ao café? Em um estudo epidemiológico longitudinal (um estudo longitudinal acompanha os mesmos participantes ao longo do tempo), beber de três a cinco xícaras de café por dia na meia-idade foi associado a uma diminuição de 65% do risco de Alzheimer. Não sabemos se esse efeito é resultado da cafeína, dos antioxidantes, de um impacto na sensibilidade à insulina, de uma mudança na barreira hematoencefálica ou alguma outra coisa. Tampouco sabemos se o chá oferece o mesmo benefício. Então precisamos de mais estudos para aprofundar nossa compreensão, porém, desde já, você pode acrescentar o café ao seu kit de prevenção do Alzheimer. Ainda assim, fique atento a quando você bebe o último café com leite do dia. Você não quer anular qualquer benefício em potencial do café perdendo o sono à noite.

Pessoas com baixa vitamina D têm duas vezes mais chance de desenvolver Alzheimer do que sujeitos com níveis normais de vitamina D. Então, se essa vitamina está baixa, tome um suplemento e apanhe sol. Uma deficiência de B12 pode causar sintomas de demência bem parecidos com os do Alzheimer, mas essas alterações da memória não têm, na verdade, origem no Alzheimer. Eis a boa notícia: seus sintomas desaparecerão com suplementos ou injeções de B12. Apesar dos rumores comuns, o óleo de coco não demonstrou ter efeito algum no esquecimento devido ao Alzheimer. Da mesma forma, *ginkgo biloba* não reduz o risco de demência.

Como regra geral, tudo o que é bom para o coração é bom para o cérebro — e para prevenir o Alzheimer. Então, se você já está atento à saúde do coração, essa é uma boa notícia para a saúde do seu cérebro. Hipertensão, obesidade, diabetes, tabagismo e colesterol alto aumentam, todos, seu risco de desenvolver Alzheimer. Alguns estudos com autópsias mostraram que até oitenta por cento das pessoas com Alzheimer também tinham uma doença cardiovascular. O aumento na densidade de lipoproteína (HDL, o "colesterol bom") está associado a sessenta por cento de diminuição do risco de Alzheimer em comparação com pessoas com baixo HDL. Estatinas demonstraram atrasar o início do Alzheimer em pessoas de 75 anos ou mais.

Você já aprendeu sobre o possível impacto do sono no desenvolvimento do Alzheimer, mas vale a pena enfatizar os efeitos do sono aqui. Privação de sono crônica é um fator de risco significativo para o Alzheimer. Achei essa conclusão ao mesmo tempo aterrorizante (por conta das décadas que já passei ficando acordada até mais tarde e levantando muito cedo, e amamentando os bebês ao longo da noite) e encorajadora — porque agora posso fazer algo em relação a isso. Se você ainda não tem Alzheimer, isso significa que seu nível de placas amiloides não atingiu o ponto crítico. Qualquer que tenha sido a privação do sono pela qual você passou na vida, são águas passadas. Você ainda pode lutar contra essa acumulação diária de amiloide no seu cérebro dormindo o suficiente à noite.

Se não fizer nenhuma dessas coisas para diminuir o risco de Alzheimer, se exercite. O exercício aeróbico foi associado a uma redução significativa do risco de desenvolvimento de demência em vários estudos com seres humanos e diminui os níveis de amiloides em modelos animais da doença. O exercício melhora o sono (diminui o tempo que leva para você pegar no sono, melhora a qualidade dele e diminui o número de vezes que acorda durante a noite). E, como descrito anteriormente, o sono melhora a memória normal e reduz seu risco de ter Alzheimer. Mesmo uma caminhada rápida diária foi correlacionada a uma diminuição de 40% do risco de desenvolver Alzheimer. Não é um impacto insignificante. O exercício funciona.

Tanto o exercício físico quanto a ocupação mental demonstraram estimular o crescimento de novos neurônios no hipocampo, o que, como descrito anteriormente, é essencial para a construção das lembranças e é a primeira região do cérebro atacada pelo Alzheimer. Exercício e estímulo mental podem ser um caminho para resistir e repor neurônios vitimados pela doença. Por outro lado, passar muito tempo sentado e negligenciar as atividades cognitivas pode estar correlacionado com o encolhimento do cérebro. Adultos mais velhos com uma cópia do *APOE4*, uma variante genética associada a um maior risco de Alzheimer, tiveram uma diminuição de três por cento no tamanho do hipocampo ao longo de 1,5 ano — mas só se fossem sedentários. Caso se exercitassem, não mostravam nenhum encolhimento do hipocampo. Quanto mais você permanece sentado, menor seu hipocampo. Cérebros pequenos tendem a não lembrar tão bem quanto os cérebros grandes.

Por fim, se quiser prevenir a perda de memória causada pelo Alzheimer, aprenda coisas novas. Os sintomas do Alzheimer são causados, em última instância, pela perda das sinapses. Um cérebro mediano tem mais de cem trilhões de sinapses, o que é uma notícia fantástica, porque temos muito com o que trabalhar. Esse número não é estático. Ganhamos e perdemos sinapses o tempo todo graças à plasticidade neural. Toda vez que aprendemos algo novo, estamos criando e fortalecendo novas conexões neurais, novas sinapses.

Então, como aprender coisas novas pode nos ajudar quando se trata do Alzheimer? No Estudo das Freiras, 678 freiras, todas com mais de 75 anos quando o estudo começou, foram acompanhadas por mais de duas décadas. Elas faziam exames físicos e testes cognitivos regulares e, quando morriam, os cérebros delas eram todos doados para autópsia. Em alguns desses cérebros, os cientistas descobriram algo surpreendente. Apesar da presença de placas e emaranhados e do encolhimento cerebral, que aparentavam sem dúvida ser Alzheimer, as freiras a quem esses cérebros pertenciam não mostravam nenhum sinal comportamental de Alzheimer quando estavam vivas.

Como isso seria possível? Achamos que essas freiras não mostravam nenhum sinal de demência porque tinham um alto nível de reserva cognitiva, ou seja, tinham mais sinapses funcionais. Pessoas que têm mais tempo de educação formal, que são letradas e que se envolvem com frequência em atividades social e mentalmente estimulantes têm mais reservas cognitivas. Elas têm uma abundância e uma redundância de conexões neurais. Então, mesmo se o Alzheimer comprometer algumas dessas sinapses, elas têm muitas cópias de segurança, conexões alternativas que as impedem de notar que alguma coisa está errada. Esses sujeitos têm um risco reduzido de ser diagnosticados com Alzheimer.

Então, podemos ser resilientes diante da presença do Alzheimer através do recrutamento de vias ainda não danificadas. E criamos essas vias, essa reserva cognitiva, ao aprender coisas novas. Idealmente, queremos que essas novas coisas sejam tão ricas em significado quanto possível, recrutando visão, audição, associação e emoção.

Construir uma reserva cognitiva não significa fazer palavras-cruzadas. Não há nenhuma evidência forte de que fazer palavras-cruzadas ou exercícios de treinamento cerebral façam alguma coisa para diminuir o risco de ter Alzheimer. Você vai se sair melhor em fazer palavras-cruzadas, mas não está construindo um cérebro maior e mais resistente ao Alzheimer. Você não quer simplesmente recuperar informações que já aprendeu, porque esse tipo de exercício mental é como viajar por ruas antigas e familiares, cruzando vizinhanças que já conhece.

Você quer pavimentar novas estradas neurais. Construir um cérebro resistente ao Alzheimer através do estímulo cognitivo significa aprender a tocar piano, fazer novos amigos, viajar para uma nova cidade ou ler este livro. De nada.

E se, apesar de tudo isso, você algum dia for diagnosticado com Alzheimer, eis três lições que aprendi com minha avó, com Greg e com dezenas de outras pessoas que conheci vivendo com essa doença:

- O diagnóstico não quer dizer que você vai morrer amanhã. Continue vivendo.
- Você não vai perder sua memória emocional. Você ainda será capaz de entender o amor e a alegria. Pode não lembrar do que eu disse cinco minutos atrás ou até mesmo quem eu sou, mas vai se lembrar de como fiz você se sentir.
- Você é mais do que o que pode lembrar.

18

O paradoxo da memória

As pessoas não são feitas só de memória. Elas têm sentimentos, vontade, sensibilidade, uma existência moral. É aí que você pode tocá-las e ver uma mudança profunda.
— ALEXANDER LURIA

A memória é essencial para o funcionamento de quase tudo o que você faz. Graças à memória você sabe andar, falar, escovar os dentes, ler essas palavras e digitar e-mails. Sabe onde vive, a senha do seu computador e como calcular os dez por cento do serviço de cabeça. Reconhece as pessoas que ama. Sem dúvida a memória é um superpoder impressionante. Mas lembre-se: a memória também pode ser aquela amiga furona que nunca aparece para o café ou aquela criancinha ingênua na Disney disposta a acreditar em qualquer coisa. A memória, sobretudo para aquilo que aconteceu no ano passado ou para aquilo que você pretende fazer hoje, é sabidamente incompleta, inexata, fabulista e falível, e seu desempenho com frequência é melhor se externalizado, terceirizado para o Google ou para o calendário.

Então como é que fica nossa relação com a memória? Como deveríamos enxergá-la? Reverenciamos nossa memória como a um rei onipotente, ou atiramos tomates podres nela, humilhando-a (e, por extensão, a nós mesmos) por suas falhas inconvenientes e erros bobos? A resposta mais sensível reside em algum ponto entre essas duas coisas.

Tente assimilar a tensão deste paradoxo: a memória é tudo e nada. Se essa declaração parece muito extrema, tente esta versão mais delicada: a memória realmente é uma grande coisa, e não é essa coisa toda. Talvez possamos levá-la a sério, e ainda assim pegar leve com ela.

Se considera a memória essa coisa toda, você vai valorizar a verdadeira grandiosidade da memória o suficiente para cuidar bem dela. Você saberá que, usando as ferramentas certas, sua memória tem um potencial ilimitado. Pode aprender um idioma novo, tocar violão ou tirar dez em uma prova. Você também vai agradecer à sua memória, e várias pesquisas demonstraram que a gratidão é associada a mais felicidade e bem-estar.

Ao mesmo tempo, se também enxerga a memória com não sendo grande coisa, você conhecerá e perdoará, as várias imperfeições da sua memória.

- Você não consegue lembrar o nome da sua professora do terceiro ano. Tudo bem. O terceiro ano ficou para trás há um bom tempo. As memórias intocadas somem com o tempo.
- Você não consegue lembrar o que comeu no jantar na última quarta-feira. Não importa. Provavelmente foi macarrão.
- Você se esqueceu de devolver o livro que seu filho pegou emprestado na biblioteca dentro do prazo. Isso acontece sobretudo porque a tarefa não foi anotada no seu calendário.
- Você não consegue lembrar o nome daquele filme com a Sandra Bullock e o jogador de futebol americano. Ah, sem problemas, ele vai surgir mais tarde. Ou você pode pesquisar no Google agora mesmo e acabar com isso.
- Seu marido ou sua esposa insiste que você caiu fora das férias em família no chalé no Maine três dias antes porque choveu todos os dias. Você se lembra de uma semana inteira ensolarada, e foi embora só um dia antes porque seu filho torceu o tornozelo. Você queria que o médico dele desse uma olhada naquilo antes de começar o futebol. Quem está certo? Quem sabe? Quem se importa? Provavelmente os dois estão errados. Deixe para lá.

Você não consegue lembrar se o valor está escrito no alto ou embaixo da moeda. Nada com que se preocupar. Você nunca prestou atenção a esse detalhe, e saber disso nunca foi importante.

Ao se recusar a culpar sua memória ou a entrar em guerra com ela devido a suas falhas, como inevitavelmente acontecerá, você ficará mais calmo e menos estressado. E menos estresse crônico é bom para sua memória e, como a gratidão, para seu bem-estar geral.

Algumas pessoas por aí conseguem memorizar quantidades aterradoras de informações. Akira Haraguchi, que detém o recorde mundial, consegue recitar 111.700 dígitos do pi de memória. O violoncelista Yo-Yo Ma submeteu dezenas de milhares de notas à memória muscular. Ainda que possuir uma memória treinada tenha suas vantagens, isso não garante habilidades de memória superiores de modo geral. Haraguchi esqueceu o aniversário da mulher. Yo-Yo Ma esqueceu o violoncelo no porta-malas de um táxi. Tampouco uma memória bem treinada é uma solução milagrosa. Sujeitos com uma memória excelente não são imunes a experiências de perda, decepção e fracasso. Ter uma memória memorável não garante a felicidade ou o sucesso.

Embora a capacidade de memorizar uma quantidade absurda de informações seja impressionante e útil, a maioria das pessoas diria que se lembrar dos detalhes do que aconteceu na vida é mais importante. Mas não pode ser tão importante assim, porque, a menos que você seja uma das poucas pessoas no planeta com memória autobiográfica altamente superior, você não se lembra de fato da maior parte daquilo. Nosso cérebro não é projetado para reter o que é rotineiro e previsível, e a maior parte da nossa vida é gasta fazendo coisas rotineiras e previsíveis. Lembrar mais e esquecer menos deveria ser um objetivo desejável? Sua vida realmente seria melhor se você conseguisse se lembrar dos detalhes de todas as duchas matinais?

Talvez uma expectativa mais razoável para a memória seja a de se esquecer de tudo, exceto do que é significativo. Ou seja, a capacidade de se lembrar dos detalhes *significativos* da sua vida é o que importa. Essas são as lembranças que lhe dão um senso de si, uma narrativa de vida e o potencial para crescer e se conectar com os outros. Nosso cérebro não se lembra de tudo, mas talvez aquilo de que ele lembra seja o bastante.

Ainda assim, mesmo quando o significativo é esquecido, a memória não define o que significa ser humano. Meu amigo Greg O'Brien vive com Alzheimer há onze anos. A doença já lhe roubou muitas lembranças duradouras preciosas. Mais perda virá. As lembranças recentes não são mais do que fantasmas e sombras. Se a memória fosse tudo sem ser também coisa alguma, então Greg estaria devastado. A perda de memória dele é real e frustrante, irritante, assustadora e desoladora. Mas não é tudo. Essa doença não roubou e não vai roubar o senso de humor de Greg, que ele usa com maestria em toda interação que temos. Ela não levou embora sua fé ou sua capacidade de estar presente ou de ter relacionamentos ricos com outras pessoas. A memória do Greg é péssima, e ele é um dos meus melhores amigos. Ele tem uma família que ele ama e que o ama, e ele está vivendo uma vida memorável que importa.

Tampouco a memória é necessária para sentir a ampla gama de emoções humanas. Você não precisa de memória para amar e ser amado. Minha avó não reconhecia nenhum de nós quando morreu de Alzheimer. Ela tinha se esquecido do nome de casada, de todos os netos e de todos os nove filhos. Ela não reconhecia mais sua casa como seu lar ou seu rosto no espelho. Ela achava que a filha Mary, que se tornou sua cuidadora em tempo integral nos últimos quatro anos, era uma mulher em situação de rua que ela havia caridosamente abrigado. Eu não teria trocado uma xícara de café pela memória dela quando a minha vó estava nos anos finais da doença. Mas, mesmo no dia em que morreu, ela sabia que era amada. Ela não sabia quem éramos, mas nos amava também.

Leve-a a sério. Pegue leve com ela. A memória não é tudo.

Apêndice

O que fazer em relação a tudo isso

Sabendo o que sabemos tanto sobre a aptidão quanto sobre a falibilidade da memória, é provável que não se lembre de tudo o que leu neste livro. Então, vamos rever as principais mensagens que você deve reter. Para início de conversa, é raro que nossas lembranças do que aconteceu sejam exatas, e elas se tornam ainda menos exatas com a recordação e a reconsolidação. Esquecer aquilo que não é necessário na verdade é bem útil. Nossa memória diminui com o tempo e a idade, e isso é perfeitamente normal e não reflete o processo de alguma doença. Ainda assim, já que agora entendemos como a memória funciona, há coisas que podemos fazer para melhorá-la.

Se quiser melhorar sua capacidade de lembrar o que aconteceu na semana passada e no ano passado, sua senha da Netflix, sua lista de compras, por que entrou nesse cômodo, o nome daquele cara e onde estacionou seu carro, o que você pode fazer? Qual é o melhor jeito de pôr na sua cabeça a informação da qual quer lembrar, e então, uma vez ali, ter acesso a ela de forma mais fácil e confiável sempre que desejar? Como você pode tornar o que conseguiu aprender mais resistente ao esquecimento?

1. PRESTE ATENÇÃO. Você não consegue se lembrar de alguma coisa a menos que primeiro dedique sua atenção. Reduza as distrações (deixe o celular de lado). Pare de fazer várias tarefas ao mesmo tempo. Preste atenção ativa àquilo que espera lembrar. Esteja presente para as informações sensoriais, afetivas e factuais na sua frente. Ioga e meditação podem ajudar a reforçar sua capacidade de prestar atenção ao momento presente. Ao maximizar a atenção, você maximiza sua capacidade de lembrar.

2. VEJA. Acrescentar uma imagem mental daquilo que você quer lembrar reforça a memória. Sempre. Ao visualizar o que está tentando lembrar, você acrescenta mais conexões neurais àquilo. Está aprofundando as associações, tornando a formação dessa lembrança mais robusta. Portanto, vai lembrar melhor.

Se estiver escrevendo algo de que quer se lembrar, escreva em LETRAS MAIÚSCULAS, destaque com marcador cor-de-rosa ou circule. Adicione um gráfico, ou um desenho. Torne aquilo de que está tentando lembrar algo que pode visualizar sem dificuldade mental alguma.

3. DÊ SENTIDO. Lembramos aquilo que é significativo. Ponto-final. Lembra os taxistas veteranos de Londres que recordaram mais nomes de ruas do que os novatos, mas só se as ruas fossem listadas numa ordem que pudesse ser percorrida? Ou dos mestres do xadrez que conseguiam lembrar a disposição de mais peças de xadrez no tabuleiro, mas só se elas tivessem sido distribuídas em posições de jogo, e não de forma aleatória? Quando se trata da memória, o significado é rei.

Relacione aquilo de que está tentando se lembrar com coisas que você valoriza. Crie uma história com a informação ou o evento do qual está tentando se lembrar. Histórias são fáceis de lembrar porque têm significado.

4. USE A IMAGINAÇÃO. As pessoas com a memória melhor têm imaginação melhor. Para ajudar a tornar uma lembrança inesquecível, use imagens visuais criativas. Visualize, mas vá além do óbvio. Adicione elementos interativos bizarros, surpreendentes, nojentos, sensuais, vívidos, engraçados e fisicamente impossíveis ao que está tentando lembrar, e aquilo vai pegar. Se tenho de me lembrar de buscar achocolatado no mercado, posso imaginar o Dwayne "The Rock" Johnson tirando leite de uma vaca marrom-chocolate e a Tina Fey deitada debaixo do úbere com a boca aberta, achocolatado respingado no rosto inteiro. Torne a imagem tão maluca e singular quanto possível, e é bem mais provável que se lembrará dela.

5. LOCALIZAÇÃO, LOCALIZAÇÃO, LOCALIZAÇÃO. Melhor ainda, situe mentalmente essa imagem esquisita em algum lugar. Seu cérebro é programado para lembrar onde as coisas estão localizadas no espaço. Posicionar a vaca marrom-chocolate no meio da minha sala de estar em vez de não a localizar vai me ajudar a lembrar a imagem — e de comprar achocolatado — quando estiver na loja, e mais ainda se minha sala de estar for uma parada da visita guiada ao meu palácio da memória.

Imagens visuais e espaciais são o tempero especial nas técnicas que o autor e campeão de memorização Joshua Foer usa para decorar sequências absurdamente longas de números e um baralho de 52 cartas em cem segundos. Foer diz que também usa imagens malucas e esquisitas situadas em locais específicos (tipo o Garibaldo em cima de um cavalo falante no seu saguão de entrada) para ajudá-lo a memorizar discursos, nomes de pessoas, números de cartões de crédito e itens da lista de compras. Ele admite, no entanto, que essas técnicas requerem *muita* prática e não são uma solução milagrosa para a memorização. Você tem de se lembrar de tirar um momento para associar uma imagem em especial ao que você quer lembrar, e fazer isso na mesma hora demanda esforço e energia criativa.

Nos momentos sempre movimentados de um dia concreto, é provável que essas técnicas não sejam uma ferramenta facilmente acessível para a maioria de nós. E só porque Foer consegue decorar a ordem de um baralho mais rápido do que eu provavelmente conseguiria dar as cartas, esse talento não garante que ele consiga se lembrar do que está procurando quando está parado na frente da geladeira com a porta aberta ou de onde pôs o celular. Mesmo o mestre da memorização Haraguchi esquece o aniversário da esposa. Então é isso. Técnicas de memorização que se apoiam em imagens visuais e espaciais não se estendem ao aprimoramento da memória de modo geral — como a memória muscular para aprender a esquiar, ou recordar os detalhes do filme que você viu num avião mês passado, ou lembrar o aniversário de uma pessoa querida.

6. TORNE A COISA PESSOAL. Raramente endosso o egocentrismo, mas abro uma exceção quando se trata de melhorar a memória. Chamada de *superioridade ilusória*, a ideia é a seguinte: é mais provável que você se lembre de um detalhe a seu respeito ou de alguma coisa que tenha feito do que retenha um detalhe a respeito de outra pessoa ou de algo que outra pessoa fez. O que é mais fácil de lembrar: a última vez que você limpou a cozinha ou a última vez que sua esposa, marido ou colega de quarto limpou? Hum. Pode ser que essa pessoa nunca limpe a cozinha, ou talvez você esteja sofrendo de superioridade ilusória.

Você pode aproveitar a tendência da sua memória para o individualismo para melhor lembrar de outras coisas. Torne aquilo que você está aprendendo pessoal. Associe com sua história pessoal e com suas opiniões, e vai fortalecer sua memória. Se interpretar o papel principal no que está tentando aprender, é mais provável que se lembre.

Digamos que você vai se encontrar com o Fulano para uma entrevista no saguão de um hotel, e você nunca o viu antes. Há uma conferência no hotel, e o saguão está repleto de caras que poderiam ser o Fulano. Então, você joga o nome dele no Google e encontra uma foto. Ele tem olhos castanhos e cabelos brancos. Mas isso é apenas o que você vê. Se deixar por isso mesmo, seu processamento para a lembrança desse rosto será unidimensional, impessoal, e, bem, não muito memorável.

Torne o rosto dele mais pessoal para aumentar a probabilidade de reconhecê-lo quando o vir no saguão. Ele tem o nariz do seu tio Mike. Ele se parece um pouco com o David Byrne do Talking Heads. "Burning Down the House" era uma das suas músicas favoritas quando você era adolescente. Agora você tem um processamento mais significativo, associações pessoais, mais deixas, e ah, olha, aqui está ele! Conectar informações novas (a foto do Fulano) a informações pessoais (seu tio Mike, o David Byrne) solidifica a formação e a recuperação das lembranças. Quando se trata da memória, torne a coisa pessoal sempre que possível.

7. PROCURE O DRAMA. Experiências de vida carregadas de emoção, pulsantes e atordoantes — tanto boas quanto más — são mais propensas a serem consolidadas e mais resistentes ao esquecimento do que acontecimentos neutros da vida. Experiências encharcadas de emoção ou surpresa tendem a ser lembradas — sucessos, humilhações, fracassos, casamentos, nascimentos, divórcios, mortes. Emoção e surpresa ativam sua amígdala, que envia uma mensagem alta e evidente para seu hipocampo: *Ei! O que está acontecendo agora é de extrema importância. Lembre-se disso*. Então a emoção e a surpresa facilitam a consolidação de novas lembranças.

Acontecimentos e informações que provocam fortes emoções também tendem a importar para nós, e, como esses acontecimentos e essas informações importam para a narrativa de nossa vida, recontamos essas histórias. Ao recontar, repetimos, repassamos e consequentemente reativamos os circuitos neurais, tornando as lembranças mais sólidas.

8. DIVERSIFIQUE. A mesmice é o beijo da morte da memória. Não consigo lembrar os detalhes do jantar de terça-feira porque foi uma típica noite da semana com as crianças, e esses jantares sofrem de um grau elevado de mesmice — massa, pizza, sanduíches. O jantar de terça-feira foi descartado porque a refeição era sem graça e o sistema da nossa memória não está interessado naquilo que é sem graça. Consigo me lembrar do jantar na noite anterior ao Oscar em fevereiro de 2015 nos mínimos detalhes porque essa experiência foi importante. Nada de macarrão com queijo naquela noite, graças a Deus. Se quiser lembrar mais coisas que aconteceram, saia da rotina. Lembra a história do George Clooney na Ferrari vermelha? Busque maneiras de tornar seus dias e noites especiais, diferentes e incomuns.

9. A PRÁTICA LEVA À PERFEIÇÃO. Repetir e treinar solidifica a memória, seja ela semântica, episódica ou muscular. Para memorizar informações semânticas, a prática espaçada funciona melhor que a decoreba intensiva, e rever aquilo várias vezes, colocar-se à prova com cem por cento de acertos e aí continuar a estudar fortifica essa lembrança ainda mais. Testar-se aprimora sua memória do material bem mais do que simplesmente relê-lo.

A memória muscular se torna mais forte e é recuperada de forma mais eficiente quanto mais você treina uma habilidade. Como essa memória diz ao corpo o que fazer, seu corpo se sai melhor nessas tarefas físicas com a prática.

Manter e reler um diário, folhear álbuns de fotografias e postagens nas redes sociais de anos atrás e rememorar (lembra aquela vez em que...?) são jeitos de repetir e repassar a memória episódica a fim de solidificá-la. Mas tome cuidado. Como aprendemos, sua memória episódica é como uma criancinha ingênua na Disney. Sua lembrança do que aconteceu será mais forte toda vez que pensar nela, mas também será alterada.

10. USE VÁRIAS DEIXAS FORTES. Deixas são cruciais para recuperar lembranças. A deixa certa pode disparar a lembrança de algo em que você não pensava havia décadas. Se quiser melhorar suas chances de gravar uma lembrança, crie uma série de trilhas neurais fortes que levam a essa ativação.

As deixas podem ser qualquer coisa associada com o que você está tentando lembrar: a hora do dia, uma caixinha de remédios, ingressos para um show no chão diante da porta da frente, uma música da Taylor Swift, o Garibaldo em um cavalo falante, o cheiro do sabão em pó. O cheiro é uma deixa especialmente poderosa para evocar a lembrança. Como seu bulbo olfativo (onde os cheiros são percebidos — você cheira com o cérebro, não com o nariz!) envia sinais neurais fortes para seu sistema límbico (tanto a amígdala quanto o hipocampo), a arquitetura neural do cheiro, da emoção e da memória é profundamente conectada.

Uma mulher entra no elevador com você. Você inspira e reconhece o perfume como o Obsession da Calvin Klein, e é inundado no mesmo instante com lembranças de uma namorada da faculdade, uma relação na qual não pensava havia anos.

11. PENSE POSITIVO. As pessoas me dizem com frequência que têm uma memória horrível. Ouvindo esse tipo de atitude, acredito nelas. Adultos mais velhos receberam uma lista de palavras negativas sobre envelhecimento, como:

> decrépito,
> senil,
> inválido,
> débil.

Eles se saíram pior em testes físicos e de memória do que os indivíduos da mesma idade que receberam listas de palavras positivas sobre envelhecimento, como:

> sábio,
> ancião,
> vibrante,
> experiente.

Como as pessoas, sua memória vai funcionar melhor se tiver boa autoestima. Fale de forma gentil com sua memória e a respeito dela, e ela vai lembrar mais e esquecer menos.

12. EXTERNALIZE A MEMÓRIA. As pessoas com a melhor memória para aquilo que planejam fazer mais tarde utilizam ajuda: listas, caixinhas de remédio, calendários, *post-its* e outros lembretes. Mas espere. Você está pensando na possibilidade de piorar a capacidade da sua memória se confiar tanto nessas "muletas" externas da memória em vez de apenas usar o cérebro, o que seria preocupante. Pare de se preocupar e anote.

Nossa memória prospectiva — nossa memória para o que pretendemos fazer mais tarde — é intrinsecamente horrível. Você pode tentar lembrar que tem uma consulta no dentista na primeira segunda-feira do mês seguinte às 16h, ou pode inserir a informação no calendário do seu celular. Com tudo o que sabemos sobre a alta probabilidade de falha da memória prospectiva (lembre-se de que o Yo-Yo Ma esqueceu seu precioso violoncelo no porta-malas do táxi), recomendo que você use seu celular.

Isso me leva a uma série de perguntas que ouço com frequência: Usar o meu celular vai me deixar mais burro? Se confiar no meu celular para lembrar todos os números de telefone ou jogar no Google todo nome de que não consigo lembrar, vou acabar com "amnésia digital"?

Tom Gruber, um especialista em inteligência artificial e em ciências cognitivas e cocriador da Siri, me disse: "Não. Você não perde a memória ao expandi-la." Já estamos repartindo o trabalho da memória com nosso celular de formas significativas, e não há nada de errado com isso. "Seu computador ou celular é só um caminho alternativo para resgatar a informação que você quer", diz.

Se é como eu, no entanto, você não sabe nem mesmo o número do celular dos seus filhos. Não deveríamos? Bom, poderíamos tirar um tempo para memorizar esses números de telefone, mas não precisamos. E não confiar números de telefone à memória não nos torna mais burros. Tenho mais de dois mil números de telefone salvos na lista de contatos do meu celular. A capacidade da minha memória não se beneficia com a memorização de nenhum deles.

Compartilhar o trabalho da memória semântica com o Google pode criar uma parceria formidável. Gruber diz: "Podemos expandir exponencial e infinitamente aquilo a que nosso cérebro tem acesso. Em vez de confiar nos fatos e números que aprendi na escola e na faculdade, posso perguntar qualquer coisa ao Google e obter a informação. A vida agora é uma prova com consulta." Expandir nossa memória semântica com informações que podemos extrair do Google nos dá a oportunidade de aprender e saber mais.

É a mesma coisa com a memória episódica. Dois anos atrás, fui a Veneza com Joe. Não me lembro do nome do hotel em que ficamos, do restaurante onde comemos com a minha amiga Katherine, do vinho espetacular que tomamos ou do lugar onde alugamos caiaques. Mas, como tirei fotos que salvaram minha geolocalização e postei algumas dessas fotos no Instagram com legendas descrevendo o que fizemos, e como armazenei o nome do hotel no meu calendário, meu celular pôde me ajudar a juntar a memória episódica dessa viagem nos mínimos e precisos detalhes.

Então não tenha medo de compartilhar o trabalho da memória com a tecnologia. Você não pensa duas vezes antes de melhorar sua visão com óculos. Então, por que não a memória? Mesmo uma memória ótima não é perfeita. A memória expandida pelo nosso celular é mais confiável do que aquilo que podemos recuperar se seguirmos nosso próprio programa (trocadilho intencional).

13. O CONTEXTO IMPORTA. A recuperação da memória é muito mais fácil, rápida e mais propensa a ser lembrada quando as condições internas e externas batem com aquelas, fossem quais fossem, de quando a memória foi criada. Como vimos com os mergulhadores de alta profundidade que aprendiam debaixo da água ou na praia, as circunstâncias do seu aprendizado importam. Se beber um *frappuccino mocha* enquanto estuda, tome outro na hora da prova.

14. RELAXE. A maioria de nós está estressada, e o estresse crônico não é nada além de uma má notícia para a sua capacidade de memorizar. Além de tornar você vulnerável a um grande número de doenças, o estresse crônico prejudica a memória e reduz o hipocampo. Ainda que não necessariamente consigamos nos libertar do estresse da vida, podemos mudar a maneira de reagir a ele. Através de ioga, meditação, exercício físico e prática da atenção, da gratidão e da compaixão, podemos treinar nosso cérebro para se tornar menos reativo, para frear a resposta desgovernada ao estresse e para se manter saudável diante do estresse crônico e tóxico.

15. DURMA O SUFICIENTE. Você precisa de sete a nove horas de sono todas as noites para consolidar as lembranças que construiu hoje. O sono é fundamental para fixar o que quer que tenha aprendido e vivenciado em uma lembrança duradoura. Se não dormir o suficiente, você atravessa o dia seguinte experimentando uma espécie de amnésia. Algumas das suas lembranças do dia anterior podem ser difusas, inexatas e até mesmo perdidas. E você acabou de aumentar seus níveis de proteína amiloide. Dormir o suficiente reduz o risco de desenvolver Alzheimer.

16. QUANDO ESTIVER TENTANDO LEMBRAR DO NOME DE ALGUÉM, TRANSFORME Baker EM padeiro. Consegue lembrar o que isso significa?

Sugestões de leitura

BADDELEY, A. *Working Memory*. Oxford: Clarendon, 1986.
_____. "Working Memory, Theories Models and Controversy". *Annual Review of Psychology*, n. 63, p. 1–29, 2012.
BADDELEY, A.; EYSENCK, M. W.; ANDERSON, M. C. *Memory*. 2. ed. Nova York: Psychology Press, 2015.
BJORK, R. A.; WOODWARD, A. E. "Directed Forgetting of Individual Words in Free Recall". *Journal of Experimental Psychology*, n. 99, 22–27, 1973.
BLAKE, A. B.; NAZARIAN, M.; CASTEL, A. D. "The Apple of the Mind's Eye: Everyday Attention, Metamemory, and Reconstructive Memory of the Apple Logo". *Quarterly Journal of Experimental Psychology*, n. 68, p. 858–865, 2015.
BROWN, J. "Some Tests of the Decay Theory of Immediate Memory". *Quarterly Journal of Experimental Psychology*, v. 10, n. 1, p. 12–21, 1958.
BUTLER, A. C.; ROEDIGER III, H. L. "Testing Improves Long-Term Retention in a Simulated Classroom Setting". *European Journal of Cognitive Psychology*, n. 19, p. 514–527, 2007.
CHARLES, S. T.; MATHER, M.; CARSTERSEN, L. L. "Aging and Emotional Memory: The Forgettable Nature of Negative Images for Older Adults". *Journal of Experimental Psychology: General*, v. 132, n. 1, p. 310–324, 2003.
CORKIN, S. "What's New with Amnesic Patient HM?". *Nature Reviews Neuroscience*, n. 3, p. 153–160, 2002.
_____. *Permanent Present Tense: The Unforgettable Life of the Amnesiac Patient, H.M.* Nova York: Basic Books, 2013.
DITTRICH, L. *Patient H.M.: A Story of Memory, Madness, and Family Secrets*. Nova York: Random House, 2016.
EBBINGHAUS, H. *Memory: A Contribution to Experimental Psychology*. Nova York: Dover Publications, 1885.
EICH, E. "Memory for Unattended Events: Remembering With and Without Awareness". *Memory & Cognition*, n. 12, p. 105–111, 1984.

EICHENBAUM, H. *The Cognitive Neuroscience of Memory: An Introduction*. 2. ed. Nova York: Oxford University Press, 2012.

FOER, J. *Moonwalking with Einstein: The Art and Science of Remembering Everything*. Nova York: Penguin Books, 2011.

GODDEN, D. R.; BADDELEY, A. D. "Context-Dependent Memory in Two Natural Environments: On Land and Under Water". *British Journal of Psychology*, n. 66, p. 325–331, 1975.

GOTHE, K.; OBERAUER, K.; KLIEGL, R. "Age Differences in Dual-Task Performance After Practice". *Psychology and Aging*, n. 22, p. 596–606, 2007.

HENNER, M. *Total Memory Makeover: Uncover Your Past, Take Charge of Your Future*. Nova York: Gallery Books, 2013.

HIRST, W. et al. "Long-Term Memory for the Terrorist Attack of September 11: Flashbulb Memories, Event Memories, and the Factors That Influence Their Retention". *Journal of Experimental Psychology: General*, n. 138, p. 161–176, 2009.

HIRST, W. et al. "A Ten-Year Follow-Up of a Study of Memory for the Attack of September 11, 2001: Flashbulb Memories and Memories for Flashbulb Events". *Journal of Experimental Psychology: General*, n. 144, p. 604–623, 2015.

HOLZEL, B. et al. "Mindfulness Practice Leads to Increases in Regional Brain Gray Matter Density". *Psychiatry Research*, n. 191, p. 36–43, 2011.

ISAACSON, R. S. et al. "The Clinical Practice of Risk Reduction for Alzheimer's Disease: A Precision Medicine Approach". *Alzheimer's & Dementia*, n. 12, p. 1.663–1.673, 2018.

JOHANSSON, L. et al. "Midlife Psychological Stress and Risk of Dementia: A 35-Year Longitudinal Population Study". *Brain*, n. 133, p. 2.217–2.224, 2010.

KARPICKE, J. D.; ROEDIGER, H. L. "The Critical Importance of Retrieval for Learning". *Science*, n. 319, p. 966–968, 2008.

KIVIPELTO, M. A. et al. "The Finnish Geriatric Intervention Study to Prevent Cognitive Impairment and Disability (FINGER): Study Design and Progress". *Alzheimer's & Dementia*, n. 9, p. 657–665, 2013.

LOFTUS, E. F. "Reconstructing Memory: The Incredible Eyewitness". *Psychology Today*, n. 8, 116–119, 1974.

_____. "When a Lie Becomes a Memory's Truth: Memory Distortion After Exposure to Misinformation". *Current Directions in Psychological Science*, n. 1, 121–123, 1992.

LOFTUS, E. F.; PALMER, J. C. "Reconstruction of Automobile Destruction: An Example of the Interaction Between Language and Memory". *Journal of Verbal Learning and Verbal Behavior*, n. 13, p. 585–589, 1974.

LOFTUS, E. F.; ZANNI, G. "Eyewitness Testimony: The Influence of the Wording of a Question". *Bulletin of the Psychonomic Society*, n. 5, p. 86–88, 1975.

LOFTUS, E. F.; PICKRELL, J. E. "The Formation of False Memories". *Psychiatric Annals*, n. 25, p. 720–725, 1995.

MACKAY, D. G. *Remembering: What 50 Years of Research with Famous Amnesia Patient H.M. Can Teach Us about Memory and How It Works*. Amherst, NY: Prometheus Books, 2019.

MANTYLA, T.; NILSSON, L. G. "Remembering to Remember in Adulthood: A Population-Based Study on Aging and Prospective Memory". *Aging, Neuropsychology, and Cognition*, n. 4, p. 81–92, 1997.

MCDANIEL, M. A.; EINSTEIN, G. O. *Prospective Memory: An Overview and Synthesis of an Emerging Field*. Thousand Oaks, CA: Sage, 2007.
MCGAUGH, J. L. *Memory and Emotion: The Making of Lasting Memories*. Nova York: Columbia University Press, 2003.
MELBY-LERVAG, M.; HULME, C. "There Is No Convincing Evidence That Working Memory Training Is Effective". *Psychonomic Bulletin & Review*, n. 23, p. 324–330, 2015.
MILLER, G. A. "The Magical Number Is Seven, Plus or Minus Two: Some Limits on Our Capacity for Processing Information". *Psychological Review*, n. 63, p. 81–97, 1956.
NEUPERT, S. D. et al. "Age Differences in Daily Predictors of Forgetting to Take Medication: The Importance of Context and Cognition". *Experimental Aging Research*, n. 37, p. 435–448, 2011.
NICKERSON, R. S.; ADAMS, J. J. "Long-Term Memory for a Common Object". *Cognitive Psychology*, n. 11, p. 287–307, 1979.
O'BRIEN, G. *On Pluto: Inside the Mind of Alzheimer's*. Canada: Codfish Press, 2018.
O'KANE, G.; KENSINGER, E. A.; CORKIN, S. "Evidence for Semantic Learning in Profound Amnesia: An Investigation with H.M". *Hippocampus*, n. 14, p. 417–425, 2004.
PATIHIS, L.; LOFTUS, E. G. "Crashing Memory 2.0: False Memories in Adults for an Upsetting Childhood Event". *Applied Cognitive Psychology*, n. 31, p. 41–50, 2016.
PETERSON, L. R.; PETERSON, M. J. Peterson. "Short-Term Retention of Individual Verbal Items". *Journal of Experimental Psychology*, v. 58, n. 3, p. 193–198, 1959.
PINK, D. H. *When: The Scientific Secrets of Perfect Timing*. Nova York: Riverhead Books, 2018.
REISBERG, D.; HERTEL, P. *Memory and Emotion*. Nova York: Oxford University Press, 2004.
SALTHOUSE, T. A. "The Processing-Speed Theory of Adult Age Differences in Cognition". *Psychological Review*, n. 103, p. 403–428, 1996.
_____. "Attempted Decomposition of Age-Related Influences on Two Tests of Reasoning". *Psychology and Aging*, n. 16, p. 251–263, 2001.
_____. "Perspectives on Aging". *Psychological Science*, n. 1, p. 68–87, 2006.
SALTHOUSE, T. A.; BERISH, D. E.; MILES, J. D. "The Role of Cognitive Stimulation on the Relations Between Age and Cognitive Functioning". *Psychology and Aging*, n. 17, p. 548–557, 2002.
SCHACTER, D. L. *The Seven Sins of Memory: How the Mind Forgets and Remembers*. Nova York: Houghton-Mifflin, 2001.
SCHMOLCK, H.; BUFFALO, A. W.; SQUIRE, L. R. "Memory Distortions Develop over Time: Recollections of the O. J. Simpson Verdict After 15 and 32 Months". *Psychological Science*, n. 11, p. 39–45, 2000.
SCHWARTZ, B. L. *Memory: Foundations and Applications*. Thousand Oaks, CA: Sage Publications, 2018.
SCHWARTZ, B. L.; FRAZIER, L. D. "Tip-of-the-Tongue States and Aging: Contrasting Psycholinguistic and Metacognitive Perspectives". *Journal of General Psychology*, n. 132, p. 377–391, 2005.
SCHWARTZ, B. L.; METCALFE, J. "Tip-of-the-Tongue (TOT) States: Retrieval, Behavior, and Experience". *Memory and Cognition*, n. 39, p. 737–749, 2011.

SEDIKIDES, C.; GREEN, J. D. "Memory As a Self-Protective Mechanism". *Social and Personality Psychology Compass*, v. 3, n. 6, p. 1.055–1.068, 2009.

SHAW, J. *The Memory Illusion: Remembering, Forgetting, and the Science of False Memory*. Nova York: Random House, 2016.

SLOTNICK, S. D. *Cognitive Neuroscience of Memory*. Nova York: Cambridge University Press, 2017.

SNOWDON, D. A. "Healthy Aging and Dementia: Findings from the Nun Study". *Annals of Internal Medicine*, n. 139, p. 450–454, 2003.

SQUIRE, L. R.; KANDEL, E. R. *Memory: From Mind to Molecules*. Greenwood Village, CO: Roberts & Co., 2009.

WALKER, M. P. *Why We Sleep: Unlocking the Power of Sleep and Dreams*. Nova York: Scribner, 2017.

WALKER, M. P.; STICKGOLD, R. "Sleep-Dependent Learning and Memory Consolidation". *Neuron*, n. 44, p. 121–123, 2004.

WILSON, R. S. et al. "Proneness to Psychological Distress Is Associated with Risk of Alzheimer's Disease". *Neurology*, n. 6, p. 1.479–1.485, 2003.

WINOGRAD, E.; NEISSER, U. *Affect and Accuracy in Recall: Studies of "Flashbulb" Memories*. Emory Symposia in Cognition. Nova York: Cambridge University Press, 1992.

Agradecimentos

Muito obrigada a todos que ajudaram a fazer *Memória* acontecer. Obrigada a Jennifer Rudolph Walsh por apoiar a mim e a este livro, e a Suzanne Gluck por seguir o trabalho de forma tão entusiasmada. Obrigada a Gina Centrello por acreditar neste projeto e por me dar um lar na Random House. Obrigada a Tammy Blake, Patricia Boyd, Marnie Cochran, Danielle Curtis, Brianne Sperber, Melissa Sanford, Christina Foxley e a toda a equipe da Random House, e sobretudo a minha editora, Diana Baroni, por me dar um empurrãozinho para encontrar a melhor versão deste livro.

Obrigada ao dr. John Kelsey, professor emérito de psicologia em Bates College, por editar um rascunho e por manter minha honestidade em cada palavra. Foi um presente enorme trabalhar com você de novo. Obrigada a meu querido amigo Dr. Edward Meloni, professor assistente de psiquiatria na Harvard Medical School, por seus *insights* a respeito do entendimento atual do transtorno de estresse pós-traumático e da memória.

Obrigada a Marilu Henner pela amizade e por tantas conversas fascinantes sobre viver com memória autobiográfica altamente superior. Obrigada a Tom Gruber por tirar um tempo para conversar comigo sobre inteligência artificial, memória humana e os benefícios de compartilhar a função da memória com a tecnologia externa. Obrigada a Joshua Foer por papear comigo sobre sua experiência como campeão de memorização e sobre prós e contras de usar técnicas de memorização na vida cotidiana. Obrigada a Roberto Borgatti por explicar os passos para aprender a manejar um taco de golfe. Obrigada a meu querido amigo Greg O'Brien por compartilhar de forma tão franca a sensação de esquecer por conta do Alzheimer. Você é meu herói.

Por último, meu agradecimento e meu amor ao elenco dedicado de primeiros leitores: Anne Carey, Laurel Daly, Joe Deitch, Mary Genova, Tom Genova, Kim Howland, e Mary MacGregor. Foi muito divertido!

Este livro foi impresso pela Cruzado,
em 2021, para a HarperCollins Brasil.
O papel do miolo é pólen bold 90g/m²,
e o da capa é cartão 250g/m².